DE L'ACCIDENT PRIMITIF

DE LA

SYPHILIS CONSTITUTIONNELLE,

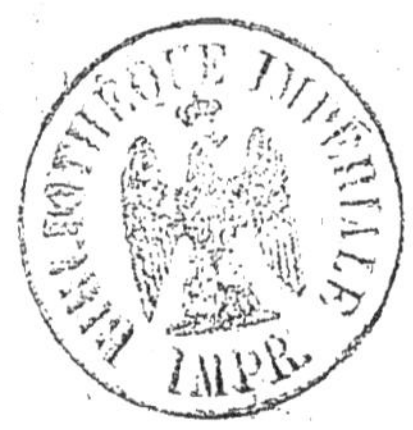

PAR

C.-Aimé MARTIN,

Docteur en Médecine de la Faculté de Paris,
ancien Interne de Saint-Lazare,
Membre de la Société d'Anthropologie.

PARIS.

A. COCCOZ, LIBRAIRE-ÉDITEUR,
rue de l'École-de-Médecine, 30.

1863

RIGNOUX, IMPRIMEUR DE LA FACULTÉ DE MÉDECINE,
rue Monsieur-le-Prince, 31.

DE L'ACCIDENT PRIMITIF

DE LA

SYPHILIS CONSTITUTIONNELLE.

La première manifestation locale de la diathèse syphilitique est connue vulgairement sous le nom de *chancre infectant* (*chancre huntérien, chancre induré, chancre dur, érosion chancreuse*). Cette expression de *chancre*, appliquée à un accident de nature et de forme si différentes du chancre ordinaire (*chancre vénérien, chancre mou, chancre simple, chancroïde, chancrelle*), cette expression crée dans l'esprit une confusion fâcheuse qu'on devrait chercher à éviter. Il n'y a aucun rapport, ainsi que j'essayerai de le prouver, entre le chancre infectant et le chancre simple : pourquoi leur conserver une dénomination commune? Je n'ai pas la prétention de vouloir rien changer au vocabulaire médical, et j'emploierai, dans le cours de ce travail, le mot de *chancre infectant*, puisqu'il est généralement adopté par tous. J'ai cru cependant devoir signaler une petite réforme qu'il serait à la fois si utile et si facile d'accomplir ; je ne fais, en la proposant, que suivre les traces de M. le professeur Lindwurm, de Munich, qui, dans un traité remarquable publié récemment (1), a déjà réclamé la radiation du mot *chancre* de la nomen-

---

(1) *Ueber die Verschiedenheit der syphilitischen Krankheiten*, von Professor Dr Lindwurm, vorstand der Klinik für Syphilitische und Haut-Krankheiten in München.

clature syphilitique, en conseillant de réserver ce terme à la désignation de l'ulcère vénérien.

Les premiers auteurs qui écrivirent sur la vérole, et entre autres Alexander Benedictus et Marcellus Cumanus, ne confondaient pas le chancre infectant avec l'ulcère contagieux des organes génitaux; la confusion entre ces deux sortes d'ulcérations si dissemblables fut faite pour la première fois par Georges Vella (1) et Nicolas Massa (2). Quelques syphiliographes des XVIe, XVIIe et XVIIIe siècles furent frappés des différences qui existaient entre elles au point de vue de l'aspect et du pronostic, et ils les signalèrent sans y attacher pourtant une bien grande importance.

Jean de Vigo (3) parla de l'induration qui accompagne ordinairement le chancre suivi de vérole (*pustulæ cum callositate eas circumdante*).

En 1569, Thierry de Héry (4) écrivait : « Ces ulcères sont le plus souvent avec dureté assez profonde, et d'autant qu'il y aura plus de cette dureté, ils seront plus malins, tardifs et difficiles à curer, et en sera le prognostic plus douteux. »

A peu près à la même époque, Ambroise Paré disait : «S'il y a ulcère à la verge et s'il demeure dureté au lieu, telle chose infailliblement montre le malade avoir la vairole. »

Hunter signala aussi l'induration, sans en comprendre la portée pathognomonique. M. Ricord fut le premier qui en saisit bien nettement la valeur; mais il crut que tout chancre peut s'indurer s'il est placé dans certaines conditions de réceptivité. C'est à M. Bassereau (5) que revient l'honneur d'avoir séparé le chancre infectant du chancre simple, et d'avoir précisé le premier les caractères qui sépa-

(1) *Aphrodisiacus* (édition de Boerhaave), p. 206; Leyde, 1728.

(2) *Aphr.*, id., p. 39.

(3) *Aphr.*, id., p. 450.

(4) *Méthode curatoire de la maladie vénérienne*, p. 149; Paris, édit. de 1674.

(5) *Traité des affections de la peau sympt. de la syphilis*; Paris, 1852.

rent ces deux entités morbides. Je crois devoir adopter complétement l'avis de M. Bassereau, et je développerai successivement, à mesure qu'ils se présenteront, les arguments sur lesquels repose cette théorie du dualisme, si attaquée naguère encore, aujourd'hui adoptée presque universellement.

Je diviserai le sujet que je me suis proposé de traiter en un certain nombre de chapitres distincts :

1° Signification pathologique de l'accident primitif de la syphilis constitutionnelle.
2° Étiologie et pathogénie.
3° Symptomatologie.
4° Siége et fréquence relative.
5° Nature histologique de l'induration.
6° Diagnostic.
7° Pronostic.
8° Traitement.

1° Signification pathologique de l'accident primitif.

Quelle est la signification pathologique de l'accident primitif?

La question ainsi posée peut paraître difficile à résoudre. Elle le serait en effet, si on considérait isolément la syphilis, si on la spécialisait dans le cadre nosologique. Elle devient très-simple au contraire, si on songe que la syphilis est une maladie virulente, et que son étude est liée à celle d'un certain nombre d'affections soumises à des lois communes. L'étude de ces lois peut seule nous éclairer sur sa marche, ses périodes et sa contagion.

Et d'abord qu'est-ce qu'une maladie virulente?

C'est une maladie générale résultant de l'introduction, dans l'économie, d'un virus.

Le virus, selon mon maître M. Robin (1), est « une altération des éléments anatomiques aussi bien que des humeurs, et spécialement des substances organiques ou substances coagulables. » L'état virulent est un état particulier de la substance organisée, *totius substantiæ*, se transmettant, molécule à molécule, dans l'économie. Quand l'action du virus cesse, ce n'est pas qu'il sorte de l'économie; c'est que le sang, comme les tissus, devenus virulents, reviennent, sous certaines influences extérieures ou médicamenteuses, à l'état de constitution moléculaire qu'ils avaient avant l'infection. Il y a entre un virus et un venin cette différence capitale, que le premier rend, au moins pour un certain temps, l'économie *virulente* et capable de reproduire l'état virulent sur un autre sujet; tandis que le venin, qui peut tuer ou déterminer de graves accidents, borne ses effets à l'individu qui en est atteint, et ne transmet pas à ses humeurs la propriété de causer des accidents semblables. Le poison et le venin agissent tous deux de la même manière; aussi leur action dépend-elle entièrement de la quantité qui en est introduite dans l'économie. Pour les virus, la quantité n'a pas d'importance, et, si minime qu'elle soit, elle produit toujours les mêmes effets. Les virus se transmettent par inoculation, c'est-à-dire directement, et par infection, c'est-à-dire indirectement.

Les effets des virus sont moins prompts que ceux des venins, un temps plus ou moins long sépare toujours leur introduction dans l'économie de leurs premières manifestations apparentes; cette période nécessaire pour que le virus puisse se transmettre à toute la substance se nomme *période d'incubation*. C'est, dit M. Monneret (2), un temps d'élaboration silencieuse non accessible à nos sens. Cette période d'inactivité apparente est commune à toutes les maladies virulentes, c'est-à-dire, selon M. Monneret, à toutes les maladies incontestablement inoculables (chez l'homme ce sont la syphilis, la

(1) *Bulletins de l'Académie de Médecine*, 1861, p. 1029; *Dict. de Nysten*, et cours de la Faculté, 21 novembre 1862.

(2) *Programme du cours de pathologie interne*, p. 82.

variole, la vaccine, la rage, la morve, le farcin, le charbon ou pustule maligne, l'infection septique ou par piqûre anatomique) (1).

Il est bien peu d'auteurs qui nient encore aujourd'hui l'incubation du virus syphilitique. La plupart des élèves de l'école du Midi ont depuis longtemps abandonné la doctrine de la non-incubation du chancre infectant, pierre angulaire de l'unicité. M. Melchior Robert (2) prétend, à peu près seul aujourd'hui, que l'accident primitif de la vérole n'a pas d'incubation. Cette négation a contre elle le consensus à peu près unanime des syphiliographes, et elle est de plus, comme j'espère le démontrer, en contradiction flagrante avec les faits.

Si le plus grand nombre des auteurs croit à l'existence de l'incubation des virus, il y a, au sujet de l'interprétation pathologique de cette période du développement des maladies virulentes, deux opinions contradictoires, qui toutes deux ont trouvé d'habiles défenseurs.

Selon les uns (et ce sont, je crois, les plus nombreux), les virus sont absorbés presque aussitôt après leur inoculation, et la période dite d'incubation est le laps de temps nécessaire au virus introduit dans l'économie pour l'infecter tout entière ; et pour la rendre apte à reproduire ce même virus et à le multiplier. Pour les autres, au contraire, les virus ne sont point immédiatement absorbés, ils stationnent au point d'inoculation jusqu'à ce qu'ils aient produit l'accident local (bouton vaccinal, chancre infectant) ; pour eux cet accident local serait la source de l'infection générale de l'organisme et non pas sa conséquence.

Les déductions cliniques et théoriques qu'on peut tirer de ces deux opinions sont fort importantes. Selon les partisans de la pre-

---

(1) Je ne comprends pas dans la liste des maladies virulentes le chancre simple, qui est inoculable, mais qui reste un accident local et qui n'a pas d'incubation; il doit former une classe à part, il ne se transmet pas à toute la substance, en un mot, il ne produit pas l'état virulent tel que je l'ai décrit plus haut.

(2) *Nouveau traité des maladies vénériennes*, p. 355; Paris, 1861.

mière, il serait impossible de s'opposer aux effets consécutifs des inoculations virulentes en détruisant l'accident primitif de la maladie. Les médecins qui partagent la seconde opinion croient, au contraire, qu'il est facile de prévenir les effets généraux en détruisant, par la cautérisation ou par tout autre moyen, l'accident local qu'ils regardent comme la cause (*sublata causa, tollitur effectus*).

Quelle est la plus acceptable de ces deux opinions?

La seconde a, pour la défendre, l'autorité de M. Ricord; mais je ferai observer qu'à l'époque où il écrivait en sa faveur son plus chaud plaidoyer (1), il repoussait en même temps de toutes ses forces la théorie dualiste. Il enseignait que tout chancre peut s'indurer et devenir infectant, suivant l'idiosyncrasie du porteur. Il lui arrivait donc forcément qu'après avoir cautérisé et détruit un chancre simple, aucun accident syphilitique ne survenant, il croyait avoir empêché la production d'une induration spécifique, et par suite des accidents généraux. Toutes les prétendues preuves qu'il a cru pouvoir tirer d'expériences de ce genre sont donc entachées de nullité.

Les idées de M. Ricord sont partagées par le professeur Sigmund (2) et par M. Michaëlis (3), de Vienne; ce dernier a même décrit un travail local extrêmement compliqué, dont je parlerai plus loin, travail qui se passerait dans le tissu conjonctif au point d'inoculation du virus syphilitique et précéderait l'infection générale de l'économie.

Quant à la première opinion, celle qui consiste à regarder l'accident primitif, le chancre infectant, comme une manifestation de l'état général, elle a pour soutiens et pour défenseurs le plus grand nombre des syphiliographes modernes.

---

(1) *Lettres sur la syphilis*, p. 173; Paris, 1851; et plus tard, *Leçons sur le chancre*, 1858, p. 207.

(2) *Ueber Verschiedenheit der Ansteckungsstoffe und darauf begründete Eintheilung syphilitischer Krankheitsformem*; Wien, 1861.

(3) *Der Contagienstreit in der Lehre von der Syphilis*, dans Virchow's *Archiv für Path., Anat. et Phys.*, t. XXIV, mai 1862, p. 57.

Dès 1840, M. Baumès écrivait : « La modification qu'éprouve le virus syphilitique absorbé dans le système sanguin ou le système lymphatique lui ôte une partie de sa virulence, de manière que les centres nerveux et les principaux organes sont moins sensibles à son action que les parties génitales qui, dans le coït, en ont éprouvé les premières le contact. Cependant, si l'on était plus attentif, on verrait que chez certaines constitutions très-irritables, chez certains individus favorablement disposés à contracter ce qu'on pourrait appeler le tempérament syphilitique, ces prodromes, ces symptômes généraux, existent quelquefois avant l'apparition de tout symptôme local..... C'est après ces manifestations générales que le phénomène de réaction locale, le chancre, apparaît » (1).

L'idée moderne n'existait, dans les lignes que je viens de citer, qu'à l'état de germe; elle fut formulée pour la première fois bien nettement par M. Cazenave dans ses leçons cliniques à l'hôpital Saint-Louis. Son élève, M. Chausit, écrivait en 1852 (2) : « L'incubation est le temps pendant lequel la modification constitutionnelle, la disposition spécifique s'établit avant toute réaction locale. »

Dieu sait que de sarcasmes attira à M. Cazenave l'énonciation de ce simple fait, et combien l'école du Midi s'égaya au sujet de ce chancre qui était tout à la fois un accident *primitif secondaire* et *secondaire primitif* (3). Les railleries ne réussirent point à empêcher l'opinion du médecin de Saint-Louis d'acquérir bientôt droit de cité dans la science.

En 1855, Vidal (de Cassis) disait : « Lorsque le chancre est formé, l'infection a déjà eu lieu » (4).

La même année, mon maître, M. Clerc, publiait dans *l'Union médicale* un mémoire dans lequel on lit les lignes suivantes : « Pour le malade qui porte un chancre infectant, il est diathésé peut-être avant

---

(1) *Annales de la syphilis*, t. II, p. 321.

(2) *Annales de la syphilis*, t. IV, p. 177.

(3) *Lettres sur la syphilis* (M. Ricord), 1856, p. 220.

(4) *Traité des maladies vénériennes*, p. 196; Paris, 1855.

l'apparition de ce chancre..... Son chancre reste donc solitaire, précisément à cause de cet état diathésique précoce » (1).

M. Rollet adopte la même idée et la développe encore dans le remarquable traité qu'il a fait récemment paraître : « Le virus syphilitique, dit-il, éprouve une première incubation qui va du moment de l'inoculation à la naissance du chancre ; mais, avec cette première incubation, il y en a une ou plusieurs autres non moins remarquables. Les accidents secondaires ou tertiaires sont précédés, comme l'accident primitif, d'un temps de repos pendant lequel le virus n'annonce par aucun signe appréciable l'éruption dont tel ou tel tissu plus ou moins profond va être ultérieurement le théâtre » (2).

Dans son dernier ouvrage (3), M. Follin, qui a traité magistralement le sujet qui m'occupe, dit à ce propos : « Selon nous, le chancre infectant a une incubation variant de deux à six semaines..... ; il n'est que la manifestation d'un état général déjà acquis. »

M. Diday, qui a si longtemps partagé la manière de voir de son maître M. Ricord, et qui, en 1858, écrivait encore : « qu'on est bien justifié de donner à ce premier signe du virus infectant (*l'induration*) le rôle précurseur plutôt que le rang d'un effet (4), » M. Diday, insensible aux objurgations *rimées* que lui adresse M. Venot, paraît s'être aujourd'hui rangé à l'avis de MM. Rollet et Clerc ; c'est du moins ce qui m'a paru ressortir du texte des leçons qu'il vient de faire à l'École pratique (5).

Un éminent professeur de Berlin, M. de Baërensprung (6), jadis

---

(1) *Union médicale*, 25 octobre 1855.

(2) *Recherches cliniques et expérimentales sur la syphilis* ; Lyon, 1861.

(3) *Traité élément. de pathol. ext.*, t. I, p. 646 ; Paris, 1861.

(4) *Exposition critique des nouvelles doctrines sur la syphilis*, p. 142 ; Paris, 1858.

(5) *Gazette des hôpitaux*, 12 et 19 mars 1863.

(6) *Mittheilungen aus des Abthielung und Klinik für syphilitische Kranke* ; Berlin, 1860.

partisan de la doctrine de l'hôpital du Midi, a été conduit, par une série d'expériences habilement pratiquées, à considérer le chancre dit infectant comme la conséquence de l'infection. On trouvera, dans un remarquable article critique publié dans la *Gazette hebdomadaire* (1862, n° 20) par mon excellent ami le Dr Paul Picard, le résumé des opinions de M. de Baërensprung.

Un autre syphiliographe allemand non moins autorisé, le professeur Lindwurm, dans le traité que j'ai cité déjà, écrit : « Entre le moment de l'inoculation de la syphilis constitutionnelle et celui où apparaît la première manifestation de son action générale, il y a un long intervalle..... L'ulcère induré n'est qu'un symptôme de la syphilis constitutionnelle et il en est le premier. »

En Angleterre, M. Henry Lee, dont l'enseignement a un si grand succès, et dont le nom se rattache à la découverte ou du moins à l'éclaircissement de certains faits importants en matière de syphilis, M. Lee (1) adopte en ces termes l'opinion de M. Cazenave. « L'infection syphilitique ne se manifeste pas immédiatement après l'application du virus; une période d'incubation suit l'inoculation virulente. Pendant cette période, le médecin ne perçoit aucun symptôme extérieur, et le malade lui-même croit être bien portant. De trois à sept semaines après l'inoculation, le premier accident de la maladie se manifeste. Pendant la durée de l'incubation, à ce même point, il est possible qu'il se manifeste quelque autre affection vénérienne, due à la contagion de sécrétions impures ; mais les symptômes caractéristiques de l'infection syphilitique n'apparaissent qu'après la période d'incubation sus-nommée. »

Il est vrai qu'une doctrine scientifique s'arrête difficilement au point précis qu'elle ne doit pas dépasser sous peine d'erreur. Ainsi M. Cusco, poussant le principe jusqu'à ses dernières conséquences,

---

(1) *Lectures on syphilitic and vaccino-syphilitic inoculations, their prevention, diagnosis and treatment*, sec. edit., p. 26; London, 1863, et *On syphilitic inoculation* (*Medical times*, july 27 1861).

a professé, dans ses leçons de l'hôpital du Midi (1), que l'apparition du chancre n'est pas nécessaire au développement de la syphilis constitutionnelle, et que cet accident, auquel il refuse de donner le nom de primitif, *peut manquer dans un grand nombre de cas*. Cette assertion est rigoureusement logique ; mais elle est contredite par les faits, du moins dans l'immense majorité des cas. L'existence de l'accident primitif est constante, il apparaît toujours ou presque toujours si on n'arrête artificiellement sa marche normale.

Donc en résumant, deux opinions sont en présence: l'une admet que le chancre est la cause de l'infection générale ; l'autre, qu'il en est la conséquence.

Peut-être arriverons-nous à la solution de ce problème, en invoquant la pathologie générale et en étudiant le mode d'action comparé des différents virus.

En 1848, M. Renault (d'Alfort) présenta à l'Académie de Médecine (2) le résumé de diverses expériences pratiquées sur les animaux à l'effet de déterminer si les virus de la morve et de la clavelée étaient absorbés immédiatement après leur inoculation. 13 chevaux avaient été inoculés avec le virus morveux ; chez tous la piqûre avait été cautérisée au fer rouge à des époques de plus en plus rapprochées du moment de l'insertion et variant de quatre-vingt-seize heures à une heure, et cependant tous avaient été atteints de la morve et avaient succombé. Les résultats avaient été plus frappants encore, s'il se peut, pour les inoculations du virus de la clavelée. M. Renault avait inoculé 22 moutons et cautérisé le point d'insertion trente, vingt, quinze, dix, et enfin cinq minutes après l'inoculation ; tous les moutons avaient été également atteints de la clavelée.

Ainsi, pour les virus de la morve et de la clavelée, le doute n'est pas possible. Ces virus sont absorbés rapidement, très-rapidement même, je n'ose pas dire *immédiatement*, car la plus ou moins

---

(1) *Gazette des hôpitaux*, 3, 12 juin et 1er juillet 1862.

(2) *Bulletins de l'Acad. de Méd.*, 1848.

grande rapidité de l'absorption dépend de la nature du véhicule des virus inoculés et aussi des tissus au sein desquels il sont déposés. Il est évident aussi que l'infection générale de l'économie par les virus de la morve et de la clavelée a lieu, sans qu'il soit nécessaire pour la produire de l'accident qui se développe au point d'inoculation.

Voyons maintenant ce qui a lieu pour le virus-vaccin.

Dans un article publié au mois de janvier dernier dans la *Gazette des hôpitaux,* M. le Dr Montanier croit pouvoir avancer et prouver deux faits :

1° Qu'il n'y a pas de période d'incubation dans la vaccine;

2° Que le bouton vaccinal est la cause et non l'effet de l'affection générale.

Pour appuyer ses assertions, M. Montanier invoque d'abord le petit cercle rougeâtre, la petite élévation qui, pendant les deux ou trois premiers jours qui suivent l'insertion vaccinale, se remarquent autour de la piqûre; or ces signes d'une légère réaction locale manquent bien souvent, et la plupart des auteurs qu'a cités M. Montanier lui-même prétendent que dans les deux ou trois premiers jours, il ne se manifeste aucun changement appréciable dans la partie sur laquelle le virus a été porté. Mais cette inflammation légère existerait-elle dans tous les cas, qu'on ne pourrait pas en conclure qu'il y a dans ce point une sorte de fermentation, puisque ce travail, qui devrait être si actif, reste trois jours stationnaire. N'est-il pas plus simple et plus vrai d'y voir le symptôme de la réaction toute locale causée par la petite blessure nécessaire à l'insertion virulente?

M. Montanier prétend tirer des arguments en faveur de la thèse qu'il soutient, de ce qui a lieu pour le chancre qui, selon lui, n'a pas de période d'incubation. Or il y a deux espèces de chancres bien distinctes, et M. Montanier ne spécifie pas laquelle de ces deux espèces il entend désigner.

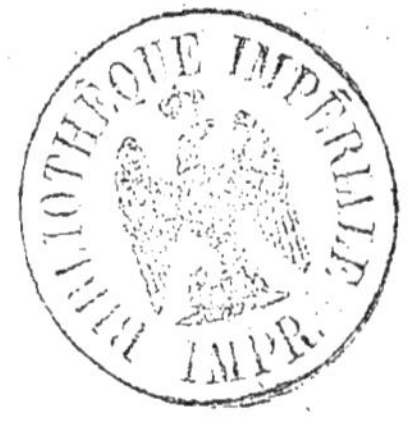

Pour le chancre infectant, l'existence d'une période d'incubation n'est pas discutable, puisqu'elle a été constatée, comme je le démontrerai plus loin, dans tous les cas d'inoculations artificielles, ayant donné lieu à un résultat positif, et pratiquées, sur des sujets indemnes d'antécédents syphilitiques, avec du pus de chancre induré ou d'accidents secondaires. Pour le chancre simple, il est vrai qu'il n'a pas de période d'incubation; mais le chancre simple *reste une affection locale,* et puis, dans ce cas, l'inflammation ne demeure pas, comme celle de la piqûre vaccinale, pendant trois jours stationnaire. Dès le moment qui suit l'inoculation, le point de la piqûre rougit, une papule se forme, puis une vésicule, et enfin une pustule qui se rompt et laisse à découvert une ulcération à bords taillés à pic et à fond grisâtre; tout ce travail s'accomplit en moins de trois jours.

Si M. Montanier compare les effets du virus-vaccin inoculé, à ceux du virus syphilitique produisant le chancre infectant, il est obligé d'accepter la comparaison jusqu'au bout, et d'admettre l'incubation dans les deux cas. Si au contraire il a voulu parler du chancre simple, sa comparaison pèche par la base, puisque ce chancre est un accident local, et la vaccine une maladie générale, et puisque, de son aveu, la réaction locale de la piqûre vaccinale est à peine perceptible pendant les trois premiers jours qui suivent l'insertion du virus-vaccin, tandis que pendant ce même laps de temps, le chancre simple a déjà parcouru ses périodes diverses.

M. Montanier avait l'intention, pour résoudre expérimentalement la question en litige, de cautériser la trace des piqûres vaccinales, d'empêcher ainsi le développement des boutons, et de couper court à tout travail local; puis de revacciner plus tard les mêmes enfants pour voir si, malgré l'absence de boutons, la vaccine avait suivi chez eux sa marche préservatrice. Au cas où ces revaccinations seraient restées sans résultat, M. Montanier n'aurait pu nier que les boutons sont l'effet et non la cause de l'affection générale.

Ces expériences fort difficiles à pratiquer dans la clientèle civile,

M. Montanier n'a pu les entreprendre ; je le regrette vivement, car elles lui eussent donné la preuve irréfragable de l'erreur dans laquelle il est tombé. Ces expériences, je les ai entreprises à Saint-Lazare pendant le cours des deux années 1861 et 1862 ; j'en ai présenté le résumé à l'Académie impériale de Médecine, dans sa séance du 19 août 1862. Leur résultat est en tous points contraire aux faits énoncés par M. Montanier. D'autres expériences d'un genre différent, mais fournissant des preuves du même ordre, ont été faites en 1862 à l'Hôtel-Dieu, par M. le professeur Monneret, dont l'autorité scientifique est si hautement reconnue. Ces expériences, qu'il a bien voulu me permettre de relater, et dont je dois la communication à mon excellent ami, M. Charles Fernet, son ancien interne, sont absolument confirmatives des miennes.

Avant d'entrer dans les détails de ces expériences, examinons les diverses opinions émises sur ce sujet par les auteurs qui ont écrit sur la vaccine, et les faits sur lesquels ils les ont basées.

Dans un chapitre de son livre, M. Bousquet (1), pour prouver qu'il peut y avoir des vaccines sans boutons, ou, si l'on aime mieux, des maladies virulentes développées sans accident local, cite les faits suivants :

« M. Tréluyer, médecin de l'hôpital général de Nantes, vaccine, au mois de juillet 1825, 5 enfants. Le deuxième jour, dégoût, céphalalgie, frissons ; le troisième jour, fièvre, point de boutons. M. Tréluyer, un peu surpris, confie le soin de continuer les vaccinations à M. Cormerais, chirurgien de l'hôpital. Celui-ci revaccine les vaccinés de M. Tréluyer ; la seconde opération ne produit rien sur eux. Il vaccine 5 autres enfants : dégoût, céphalalgie, frissons, fièvre....., point de boutons. M. Cormerais se trouve indisposé, et donne sa démission. M. Barthélemy prend sa place ; il en vaccine

---

(1) *Nouveau traité de la vaccine et des éruptions varioleuses ou varioliformes* ; Paris, 1848.

5 autres : dégoût, céphalalgie, frissons, fièvre..... On a vacciné ainsi 60 sujets..... A la place des boutons, il survenait un trouble général. Ces vaccinés ont passé plusieurs mois exposés à toutes les chances de l'épidémie de variole, ils ont tous échappé à la contagion. M. Tréluyer alla même jusqu'à faire inoculer la variole à 5 d'entre eux; ce fut sans résultat. »

M. Bousquet cite encore d'autres faits, presque en tous points semblables au précédent (faits de Pétiet, Raynal, Castéra, faits du comité de vaccine de 1812).

Dans un livre encore inachevé, M. le Dr Clerc, médecin de Saint-Lazare, dit à propos des faits de Tréluyer qu'il rapporte : « Si l'état diathésique désigné par ce mot de vaccination était postérieur ou consécutif à la formation et à l'absorption du virus-vaccin dans la pustule d'inoculation, on devrait pouvoir revacciner un enfant pendant tout l'intervalle de temps compris entre la première insertion vaccinale et celui de la formation de la première pustule. Or il en est autrement. Les nombreuses expériences du comité central de vaccine répétées par la plupart des vaccinateurs établissent que la revaccination, c'est-à-dire l'inoculation itérative du virus-vaccin, échoue à partir du cinquième jour de sa première insertion, c'est-à-dire avant le temps où cette pustule reproduit et contient le virus vaccinal. La vaccination est donc un fait accompli lorsque cette sécrétion virulente commence, et cela est si vrai que les membres du comité central de vaccine disent qu'il n'est pas arrivé de développer la vaccine sur un même individu avec du vaccin pris dans ses propres boutons. »

Les expériences de M. Monneret sont, comme on le verra bientôt, une nouvelle preuve à l'appui de la manière de voir des membres du comité de vaccine. Celles que j'ai entreprises, à l'instigation de M. Clerc, sont pour le virus-vaccin ce que celles de M. Renault ont été pour les virus de la morve et de la clavelée. Déjà M. Bousquet, en 1833, dans la première édition de son livre, avait tracé le chemin que j'ai suivi. Après avoir parlé de la facilité et de la promptitude d'absorption du vaccin, absorption qui ne peut être empêchée par l'application d'une ventouse sur la plaie (Barry, Laënnec, Adelon, Pariset, Andral), il ajoutait : « Il resterait à faire des expériences avant la cautérisation pratiquée à divers intervalles de l'insertion du vaccin. J'en ai été tenté, mais la sévérité de l'administration des hospices ne m'a pas permis de donner suite à ce projet. »

Steinbrenner (1) dit après M. Bousquet : « Dès que le virus est introduit dans la piqûre, il est absorbé et l'infection générale est commencée ; mais il y a alors, comme pour la variole et pour toutes les maladies contagieuses, une période d'incubation qui dure sept ou huit jours, jusqu'à ce que la maladie générale se montre ; or il n'est pas indispensable que les pustules existent chaque fois jusqu'à l'apparition de ce trouble constitutionnel. Dans beaucoup de cas, où la prédisposition est assez forte pour être mise en action par cette seule infection et pour produire sans autre concours la maladie générale, nous tenons pour certain qu'on pourrait opérer dès le second jour la destruction des points d'inoculation soit par déchirement, soit par cautérisation, soit par excision, sans affaiblir la vertu préservatrice de la vaccine qui est en voie de se développer. »

J'ai mis en pratique, dans mes expériences, les idées de MM. Bousquet et Steinbrenner. Voici comment j'ai procédé (2) : J'ai pratiqué sur chacun des bras d'enfants non encore vaccinés une inoculation vaccinale ; puis, après un laps de temps qui a varié de vingt heures à une heure seulement, j'ai cautérisé avec le caustique de Vienne la trace des piqûres. Ces cautérisations suffisent pour empêcher le développement consécutif des boutons. Le développement de ces boutons étant empêché, la vaccine suivait-elle sa marche, ou bien la maladie générale était-elle enrayée par la suppression de l'acci-

---

(1) *Traité sur la vaccine*, p. 737 ; Paris, 1846.

(2) Dans sa thèse de concours pour l'agrégation, M. le Dr Peter a déjà cité ces expériences comme preuves à l'appui des opinions qu'il émet (*des Maladies virulentes*, 1863, p. 17).

dent local, le meilleur moyen de s'en assurer était de revacciner après un certain temps les enfants sur lesquels j'avais expérimenté. De deux choses l'une : ou bien la vaccine avait suivi sa marche préservative, et alors une seconde vaccination ne devait donner aucun résultat; ou bien elle donnait un résultat, et il fallait alors conclure que l'accident local est nécessaire au développement de l'infection générale.

Ces expériences sont entourées de nombreuses difficultés, et ce n'est qu'avec beaucoup de peine que j'ai pu vaincre la résistance que m'opposaient les mères des sept enfants sur lesquels je les ai tentées. Cinq d'entre ces enfants appartenaient au service de M. le Dr Costilhes, médecin de la première section de Saint-Lazare, qui a mis le meilleur bon-vouloir à favoriser ces recherches. Sur les sept cas que j'ai réunis, cinq m'ont donné, lors de la revaccination, un résultat absolument négatif; dans les deux cas restants, j'ai observé une fois une pustule de légitime vaccine, qui n'a apparu qu'après une incubation de près de quinze jours; et l'autre fois, une pustule isolée aussi, ayant tous les caractères de la fausse vaccine, mais que je n'ai pu réinoculer à cause de l'opposition manifestée par la mère. En admettant même que ce dernier cas soit complétement défavorable à mon opinion, il n'en restera pas moins cinq cas de succès sur sept expériences, c'est-à-dire une proportion que ne peut en aucun cas expliquer le hasard. J'ai dans quatre cas constaté du dégoût, de la fièvre chez les enfants vaccinés, du deuxième au troisième jour après la première vaccination.

J'ai, du reste, pris les plus grandes précautions et employé dans tous les cas la vaccination de bras à bras, afin d'éviter toute cause d'erreur, et aussi toute objection qui porterait sur la qualité du vaccin. Voici le tableau résumé de mes observations :

	1re INOCULATION.	CAUTÉRISATION AVEC LE CAUSTIQUE de Vienne.	2e INOCULATION.	RÉSULTAT de la 2e INOCULATION.
1. Benoît (Max.), 20 mois.	le 12 févr. 1861, à midi, deux piqûres.	le 13 février, à huit heures du matin, c'est-à-dire vingt heures après l'inoculation.	26 février, six piqûres.	—
2. Vengerter (Bastien) 11 mois.	le 12 févr. 1861, à midi, deux piqûres.	le 12 février, à trois heures, c'est-à-dire trois heures après l'inoculation.	19 février, six piqûres.	Une pustule de légitime vaccine, qui n'apparaît que le 4 mars.
3. Nibaut (Honorine), 2 ans.	le 12 févr. 1861, à midi, deux piqûres.	le 12 février, à deux heures, c'est-à-dire deux heures après.	26 février, six piqûres.	—
4 Van-Opstal (Marie), 22 mois.	le 12 févr. 1861, à midi, deux piqûres.	le 12 février, à une heure et demie, soit une heure et demie après l'inoculation.	26 février, six piqûres.	—
5. François (Justine), 19 mois.	le 12 févr. 1861, à midi, deux piqûres.	le 12 février, à une heure, c'est-à-dire une heure après l'inoculation.	26 février, six piqûres.	—
6. Rochat (Angéline), 19 mois.	le 12 juill. 1862, à trois h. du soir, deux piqûres.	le 13 juillet, à dix heures du matin, dix-neuf heures après l'inoculation.	22 juillet, six piqûres.	1 pustule, qui a tous les caractères de la fausse vaccine, paraît au bras gauche le 25 juil.; les 5 autres piqûres ne donnent rien.
7. Bernheim (Léon), 2 mois et demi.	le 29 mars 1862, à 3 h. et demie, deux piqûres.	le 29 mars, à quatre heures et demie, c'est-à-dire une heure après l'inoculation.	15 avril, six piqûres.	—

On voit, d'après ce tableau, que 5 fois sur 7, la seconde vaccination ne donna aucun résultat. Une fois (n° 6) elle donna lieu à une seule pustule de fausse vaccine, quoique dans ce cas, comme dans tous les autres, six piqûres aient été pratiquées. Une autre fois (n° 2), une pustule de véritable vaccine apparaît, mais après 14 jours d'incubation.

Voici maintenant le tableau des expériences pratiquées dans le service de M. le professeur Monneret; conçues et exécutées d'une autre façon que les miennes, elles donnent cependant des résultats qui permettent les mêmes conclusions.

Expériences sur les vaccinations et revaccinations faites à l'hôtel-Dieu de Paris en 1862 (service de M. le professeur Monneret).

Nos	SEXE ET AGE.	VACCINATIONS, DATE et nombre de piqûres.	RÉSULTAT et DATE.	REVACCINATIONS, DATE et nombre de piqûres.	RÉSULTAT et OBSERVATIONS.
1	Garçon né le 16 mars 1862.	16 mars. 3 piq. à chaque bras.	25 mars. 5 belles pust.	22 mars. 2 piq. à chaque épaule.	»
2	Garçon né le 23 mars.	24 mars. 3 piq. à chaque bras.	1er avril. 1 pustule.	28 mars. 2 piq. à chaque cuisse.	»
3	Garçon né le 24 mars.	26 mars. 3 piq. à chaque bras.	6 avril. 6 belles pust.	2 avril. 2 piq. à chaque épaule.	»
4	Fille née le 25 mars.	26 mars. 3 piq. à chaque bras.	3 avril. 6 pustules.	28 mars. 2 piq. à chaque cuisse. 30 mars. 2 piq. à chaque épaule.	» »
5	Fille née le 3 février.	5 février. 3 piq. à chaque bras.	» 5 pustules.	25 février. 3 piq. à chaque bras.	»
6	Fille née le 5 mars.	6 mars. 3 piq. à chaque bras.	13 mars. 3 pustules.	8 mars. 2 piq. à chaque cuisse. 10 mars. 2 piq. à chaque épaule.	4 petits points rouges, sans induration, qui disparaissent le lendemain.
7	Garçon né le 21 février.	21 février. 3 piq. à chaque bras.	28 février. 6 pustules.	25 février. 3 piq. à chaque cuisse.	A la cuisse droite, 3 plaques rouges surmontées d'une vésicule blanc jaunâtre, mal formée, irrégulière; induration légère. A la cuisse gauche, une seule plaque de même nature.
8	Garçon né le 1er mars.	3 mars. 3 piq. à chaque bras.	9 mars. 2 pustules.	4 mars. 2 piq. à chaque épaule. 5 mars. 2 piq. à chaque cuisse. 6 mars. 2 piq. à chaque fesse. 7 mars. 4 p. au niv. des lombes.	9 mars. 1 papule peu saillante, irrégulière, sans auréole. » » »
9	Fille née le 14 mars.	15 mars. 3 piq. à chaque bras.	25 mars. 2 pustules.	20 mars. 2 piq. à chaque épaule.	26 mars. 4 pustules irrégulières.
10	Garçon né le 17 février.	21 février. 3 piq. à chaque bras.	27 février. 1 pust. régul.	25 février. 3 piq. à chaque cuisse. 4 mars. 2 piq. au bras gauche.	2 mars. 1 vésicule large, pleine de pus jaunâtre. »
11	Garçon né le 12 février.	13 février. 3 piq. à chaque bras.	20 février. 4 pust. norm.	20 février (matin). 3 piq. à chaque cuisse. 20 février (soir). 3 piq. à la fesse gauche.	24 février. 6 petites pustules peu proéminentes ; auréole. 3 vés.-pust.; aur. peu marq.
12	Fille née le 26 mars.	28 mars. 3 piq. à chaque bras.	4 avril. 3 pust. régul.	31 mars. 2 piq. à chaque cuisse.	7 avril. A la cuisse dr., 1 pust. aplat., circul.; à la cuisse gauche, 2 pust.-plates ; auréole.
13	Garçon né le 7 mars.	8 mars. 3 piq. à chaque bras.	15 mars. 2 pust. régul.	10 mars. 2 piq. à chaque épaule. 13 mars. 2 piq. à chaque cuisse.	18 mars. 1 pustule très-développée. 19 mars. 1 pust. aplat., sans indurat.
14	Garçon né le 25 mars.	26 mars. 3 piq. à chaque bras.	2 avril. Au br. gauc., 2 pust.; au br. dr., 1 p. dép.	28 mars. 2 piq. à chaque cuisse. 30 mars. 2 piq. à chaque épaule.	2 avril. 1 pustule à la cuisse droite ; auréole non distincte. »

M. Fernet a joint à ces observations la note suivante:

«Sur un assez grand nombre d'expériences de revaccinations pratiquées sur des nouveau-nés, 14 fois seulement nous avons obtenu des résultats significatifs.

«Ces expériences ont été faites dans des conditions variées; les revaccinations ont été opérées une ou plusieurs fois à des intervalles variables, presque toutes dans la huitaine à partir du jour de la première vaccination. Voici les résultats: sur 14 cas,

5 *fois*, résultats absolument négatifs (obs. de 1 à 5).

3 *fois*, les revaccinations ont simplement amené soit l'apparition d'une petite papule qui disparaissait au bout d'un jour (obs. 6), soit des plaques rouges érythémateuses avec petites vésicules (obs. 7), ou bien une papule dont l'apparition était tardive et le développement incomplet (obs. 8).

4 *fois*, les revaccinations ont donné lieu à une éruption vésiculo-pustuleuse qui se distinguait de la vaccine régulière soit en ce que son développement était trop rapide, la dessiccation des vésico-pustules trop précoce, et qu'elle se résolvait en partie au bout de quelques jours, au lieu d'avoir un développement continu (obs. 9, 10 et 11), soit en ce que ces vésico-pustules restaient plates, leur zone non pointillée, l'ombilication à peine marquée (obs. 12).

2 *fois*, les revaccinations ont donné des résultats positifs. Dans un cas, la revaccination au deuxième jour a donné une pustule de légitime vaccine dont le développement, après quelques jours, a marché parallèlement avec celui des pustules d'une première vaccination (obs. 13).

«Dans d'autres cas, la revaccination, faite dans les mêmes conditions, a donné une pustule dont le développement a même dépassé celui des pustules de première vaccination (obs. 14).

«Dans ce dernier cas, la légitimité de la pustule de seconde vaccination a été confirmée par l'inoculation du virus-vaccin, qui a réussi sur un enfant non encore vacciné.

« Il est à remarquer que les deux résultats positifs ont été obtenus dans des revaccinations pratiquées deux jours après l'inoculation de la première vaccine, jamais plus tard.

« *Conclusions.* La réceptivité du virus-vaccin paraît s'éteindre après une première inoculation (12 cas); exceptionnellement (2 cas) elle persiste peu de temps après l'inoculation primitive. »

Il devient donc évident que la lésion locale dans la vaccine n'est que le résultat de l'état général de l'organisme, puisque 12 fois sur 14, une revaccination pratiquée même avant l'apparition des premières pustules vaccinales n'a donné aucun résultat (exp. de M. Monneret), et que 5 fois sur 7, dans les expériences qui me sont personnelles, la revaccination n'a donné aucun résultat chez des enfants chez lesquels le développement des boutons vaccinaux avait été empêché.

Si cela est vrai pour la vaccine, il est aussi acquis à la science que pour la morve et la clavelée, la maladie générale n'est en rien subordonnée au développement d'un travail local qui peut manquer à la rigueur, et qui n'est, dans tous les cas, qu'une manifestation de l'infection de l'économie.

S'il en est ainsi pour ces trois maladies virulentes, ne peut-il être permis d'en induire que les choses doivent se passer de la même façon pour la syphilis? Autrement il faudrait supposer que pendant cette longue incubation, qui peut être fixée à vingt jours en moyenne et qui sépare l'inoculation du virus syphilitique de l'apparition du premier symptôme, le virus, contrairement aux données de la physiologie la plus élémentaire, contrairement aussi aux enseignements qui ressortent des expériences que je viens de citer, il faudrait supposer que ce virus restât isolé dans les tissus sans se mélanger au sang ni à la lymphe. Et, je le demande, comment comprendre cet isolement des milieux ambiants? Par quel mécanisme organique l'expliquer? Pourquoi, au bout de vingt jours, ce virus, si longtemps renfermé dans d'étroites limites, briserait-il les obstacles qui s'opposaient jusque-là à sa diffusion dans l'économie? Quelle serait la raison d'être? Quelle serait l'explication possible de cette longue incubation *locale?*

Je n'hésite donc pas, pour ma part, à admettre :

1° Que le virus syphilitique introduit dans les tissus est rapidement absorbé ;

2° Que la période dite d'*incubation* est le temps nécessaire au virus pour pénétrer l'organisme tout entier et pour se reproduire ;

3° Que le chancre dit *infectant* n'est que la première manifestation apparente de la diathèse syphilitique.

On a voulu arguer de ce que le chancre se produit toujours au point de l'inoculation, pour soutenir que c'est bien un accident purement local, dont l'apparition précède l'infection générale. Je ne trouve pas dans ce fait si naturel un argument contre ma manière de voir. Est-ce qu'il y a rien qui choque la raison dans cette production d'un phénomène ou, pour mieux dire, du premier phénomène local dans le point de l'insertion virulente? N'est-il pas vraisemblable que le fait même de l'inoculation prépare le point inoculé de façon qu'il soit plus apte que tout autre à recevoir et à subir les premières manifestations de la syphilis? Les choses ne se passent-elles pas d'une façon tout à fait identique dans le développement des pustules vaccinales, qui, je crois l'avoir suffisamment démontré, ne sont que des manifestations de l'état général? Il me semble qu'il n'est pas nécessaire, pour expliquer ce fait, de dire, comme M. Cusco, qu'il n'y a chancre produit que lorsqu'il y a combinaison, au point d'inoculation, d'une lésion locale indépendante de la syphilis (herpès, gerçure, coupure, morsure, brûlure) avec l'élément syphilitique. Dans cette hypothèse, l'accident primitif manquerait presque toujours; car il est difficile d'admettre que la lésion locale qui, selon M. Cusco, a nécessairement servi de porte d'entrée au virus, persiste pendant toute la durée de l'incubation pour se combiner avec le virus élaboré et former cette première manifestation hybride.

Malheureusement pour cette nouvelle théorie, on voit bien rarement manquer l'accident primitif, et on n'a guère de moyens de s'assurer que le point où il se développe a été sain ou non, au moment du contact infectieux.

La durée moyenne de l'incubation du chancre infectant peut être évaluée en moyenne à quatorze jours, suivant M. Clerc, et à vingt-cinq jours, selon M. Rollet, qui a pris la moyenne de la durée de la période d'incubation dans toutes les observations d'inoculation artificielle qui existaient dans la science à l'époque où il a publié son livre. Hunter a cité une incubation ayant duré plus de deux mois. Pour ma part, j'ai vu un chancre infectant de la grande lèvre gauche apparaître, le 25 septembre 1861, chez une jeune fille nommée Blanche V....., âgée de 18 ans, qui était détenue à la première section de Saint-Lazare (section correctionnelle) depuis le 15 juillet de la même année. Le siége du chancre et, d'autre part, la surveillance continuelle exercée sur les détenues, ne permettaient pas de supposer que la contagion ait pu avoir lieu depuis son entrée dans la maison.

Je crois que la moyenne de la durée de l'incubation peut être fixée à vingt jours à peu près. C'est du moins ce qui m'a paru résulter de l'ensemble des observations que j'ai pu consulter.

Selon M. Diday (1), lorsque c'est une lésion primitive qui a donné la vérole, l'incubation est en moyenne de quatorze jours; elle est de vingt-neuf jours lorsque l'infection provient d'un accident secondaire. Je n'hésite pas à me ranger à cette opinion basée sur un grand nombre de faits, et, sauf les chiffres qui ne peuvent être définitifs, à adopter cette différence dans la durée de l'incubation du chancre, dépendant de la source où il a été puisé.

---

(1) *Gazette des hôpitaux*, 19 mars 1863.

2° Étiologie et pathogénie.

Quelle est la source du chancre infectant? cette source est-elle unique? C'est là un des points les plus intéressants, comme aussi les plus discutés, de l'histoire de la syphilis.

L'accident primitif provient-il toujours de la contagion d'un accident de la même espèce? peut-il résulter aussi de la contagion de la blennorrhagie, d'un chancre simple, ou bien de celle des accidents secondaires, tertiaires, du sang ou des sécrétions d'un syphilitique? Telles sont les questions qui ont soulevé tant de discussions passionnées et sur lesquelles, depuis quelques travaux récents, le jour paraît se faire.

Il n'est douteux pour aucun médecin que le chancre infectant ne soit souvent produit par la contagion d'un accident du même genre. M. Rollet cite dans son traité trois observations d'inoculations du pus de chancre infectant à des sujets vierges de tout antécédent syphilitique, et ayant donné lieu à des chancres infectants. On trouve une observation analogue dans l'ouvrage de M. de Baërensprung. Les confrontations ont donné un résultat identique. Il est donc bien certain que l'accident primitif transmet un accident primitif, et pendant longtemps ce fut un des articles de foi de la doctrine de l'hôpital du Midi, de croire que cet accident était seul contagieux. M. Ricord étayait son opinion de cette raison plus spécieuse que probante, que jamais la vérole ne débute autrement que par un chancre; il ne réfléchissait pas qu'une maladie virulente quelconque ne peut pas se dédoubler. Si, par exemple, un individu sain contracte la *variole* en s'exposant au contact d'un varioleux qui a atteint la période pustuleuse de la maladie, croit-on que l'affection débutera immédiatement chez le contaminé par des pustules? Non, sans doute, elle commencera par les prodromes ordinaires; puis viendront successivement l'érythème, les papules, etc. Elle suivra, en un mot, toutes ses phases régulières. Il en sera évidemment de même pour la syphilis, quelle que soit la source à laquelle elle ait été puisée. Il me reste à démontrer que cette source n'est pas unique.

La question de la nature de la blennorrhagie est aujourd'hui si bien tranchée, et le nombre des partisans de l'identité si restreint, qu'il serait presque inutile de la soulever de nouveau. Je dois dire cependant que la doctrine de la non-identité de la blennorrhagie et de la syphilis, émise pour la première fois par Balfour et par Tode, de Copenhague, en 1777, fut développée en 1793 par B. Bell, et plus tard par Bosquillon (1), son commentateur. Mais c'est surtout à Hernandez, chirurgien en chef de la marine, que nous en devons la démonstration. Dans son excellent ouvrage, trop peu connu, Hernandez (2) s'est attaché: 1° à prouver *historiquement*, à l'exemple de Bosquillon, que la syphilis et la gonorrhée n'avaient pas apparu à la même époque; 2° à prouver *expérimentalement*, par de nombreuses inoculations, que le virus de la gonorrhée ne donne jamais lieu qu'à la gonorrhée et ne produit jamais de chancres; 3° à démontrer que la gonorrhée n'est jamais suivie d'infection constitutionnelle.

La théorie professée par Hernandez fut adoptée par Cullerier neveu, puis ensuite par M. Ricord, qui accumula pour la défendre des preuves sans nombre, et s'en fit pendant trente années le champion dévoué. Son incontestable talent de vulgarisateur, sa persévérance, et peut-être aussi les nombreux élèves qu'il sut former, contribuèrent à faire définitivement triompher la non-identité.

Pour le chancre simple, sa nature non syphilitique est moins généralement admise. La théorie de l'unicité qui considère le chancre simple et le chancre infectant comme dérivés de la même cause, et pouvant se reproduire l'un par l'autre, compte encore de nombreux partisans. Le virus syphilitique, selon eux, produit un chancre local

---

(1) *Traité de la gonorrhée virulente et de la maladie vénérienne*, par B. Bell, trad. et annoté par Bosquillon; Paris, 1862.

(2) *Essai analytique contre la nature syphilitique de la gonorrhée dite virulente*; Toulon, 1812.

(chancre simple) ou un chancre infectant, suivant l'idiosyncrasie de l'individu contaminé. Mais comment avec cette manière de voir se rendre compte de la coexistence des deux chancres sur le même sujet? Comment comprendre que certains malades puissent changer assez rapidement d'idiosyncrasie pour contracter à une courte distance les deux différentes espèces de chancres?

Pour M. Bassereau, la syphilis ne date en Europe que de la fin du XVe siècle, et on ne trouve aucune trace de son existence dans l'antiquité et au moyen âge; le chancre simple, au contraire, a été connu et décrit par les anciens et n'a rien de commun avec la syphilis. Depuis que M. Bassereau (1) a émis cette idée qu'il a appuyée d'un grand nombre de preuves historiques et de confrontations concluantes, elle a été l'objet de plusieurs travaux remarquables, parmi lesquels nous citerons en première ligne les thèses inaugurales de MM. Dron (2) et Chabalier (3), deux élèves distingués de l'École de Lyon. En 1855, M. Clerc, en démontrant expérimentalement que le chancre infectant ne s'inocule pas au sujet qui le porte, et que le chancre simple, au contraire, peut, dans ces conditions, s'inoculer à l'infini, a tranché plus nettement encore la différence qui sépare ces deux affections. Au point de vue de l'incubation, cette différence n'est pas moins grande, puisque cette période, qui est de vingt jours en moyenne pour le chancre infectant, n'existe pas pour le chancre simple. Quant à l'aspect des deux chancres, on verra, au chapitre du diagnostic, s'il a le moindre trait de ressemblance. On a objecté, je le sais, à M. Bassereau des faits, fort rares du reste, de prétendus chancres simples ayant donné lieu à la syphilis constitutionnelle; pas un d'entre eux n'est probant, et M. Clerc, qui, pour appuyer sa théorie de l'hybridité, aurait besoin de faits

---

(1) La théorie du dualisme avait été déjà développée imparfaitement, il est vrai, par Hensler en 1789, et plus tard par Jaudt en 1834. C'est néanmoins à M. Bassereau que revient l'honneur de l'avoir établie sur des bases inébranlables.

(2) *Du Double virus syphilitique*; thèse de Paris, 1856.

(3) *De la Pluralité des affections vénériennes*; thèse de Paris, 1860.

de ce genre, parfaitement établis et entourés de toutes les garanties scientifiques, n'hésite pas cependant à rejeter comme insuffisants tous ceux qui ont été produits.

J'ai dit, en commençant ce travail, que les médecins qui écrivirent les premiers sur la syphilis ne confondaient pas le chancre infectant et le chancre simple ou chancre local, qu'ils connaissaient déjà. Ce ne fut que vers le milieu du XVIe siècle, en 1551, que Musa Brassavole fit cette confusion, qui a subsisté jusqu'à nos jours, et a rendu si difficiles et si lents les progrès en syphiliographie.

J'arrive à un sujet plus controversé encore. Les accidents secondaires sont-ils contagieux, et, s'ils le sont, quel est l'accident auquel leur transmission donne lieu?

Je ne parlerai pas des nombreuses observations publiées pour prouver la contagiosité des accidents secondaires, et ne reposant pas sur des expériences directes. Je ne citerai que les faits d'inoculations pratiquées artificiellement.

En 1835, Wallace (1), de Dublin, inocula à un individu sain du pus provenant de pustules d'ecthyma syphilitique; un mois après, survinrent, au point d'inoculation, des tubercules ulcérés. Ces tubercules furent suivis des accidents constitutionnels.

En 1836, le même chirurgien répéta, avec le même résultat, une expérience analogue.

En 1849, Vidal (de Cassis) inocula du pus d'accidents secondaires à M. B....., interne en pharmacie à l'hôpital du Midi. Trente-cinq jours après l'inoculation, apparurent, au niveau des piqûres, des pustules suivies d'infection générale.

En 1850, Waller (2), de Prague, inocula, toujours avec le même résultat positif, du pus de plaques muqueuses.

En 1852, une première discussion eut lieu à l'Académie de Médecine sur la possibilité de la transmission de la syphilis secondaire. M. Ricord tint tête à l'orage, opposa à ses adversaires toutes les fins

(1) *Annales des maladies de la peau*, t. IV, p. 34.

(2) *Annales des maladies de la peau*, t. III, p. 174; trad. de M. Axenfeld.

possibles de non-recevoir, et finit par se réfugier dans ce dernier argument, que Wallace, Waller et Vidal, avaient certainement commis des erreurs de diagnostic et pris pour des accidents secondaires des chancres infectants.

« Je ne veux pas, disait M. Ricord, par esprit de système, que les accidents secondaires ne soient ni contagieux ni inoculables; mais je veux, pour me faire changer d'opinion, qu'on me donne des faits plus probants. » Ces faits plus probants ne tardèrent pas à être fournis à M. Ricord.

En 1852, Rinecker inocula avec succès du pus d'acné syphilitique.

En 1859, M. Guyenot (1), interne à l'hospice de l'Antiquaille, inocula, par quatre piqûres, le bras droit d'un enfant indemne d'antécédents syphilitiques, avec du pus recueilli sur les plaques muqueuses d'un adulte. Un mois après, survinrent trois chancres infectants. M. Guyenot a donné dans sa thèse tous les détails sur cette expérience, qui fut entourée des plus minutieuses précautions. La même année, trois inoculations de pus d'accidents secondaires avaient été aussi tentées à l'hôpital Saint-Louis par MM. Gibert et Auzias-Turenne. Toutes trois furent suivies d'infection constitutionnelle.

A cette époque, l'Académie de Médecine fut de nouveau saisie de la question par le ministre des travaux publics; la discussion de 1852 se reproduisit à peu près dans les mêmes termes, si ce n'est que M. Ricord finit par reconnaître, non sans de nombreuses restrictions et réserves, cette doctrine de la transmission secondaire qu'il avait combattue si longtemps.

Depuis, une inoculation de ce genre a été encore pratiquée avec succès par M. de Baërensprung.

Je sais bien qu'on objectera que, dans un certain nombre de cas, l'inoculation des accidents secondaires a été négative, que les Drs Cullerier, Rattier, Sarrhos, l'ont en vain tentée à plusieurs re-

(1) *De l'Inoculabilité de la syphilis constitutionnelle;* thèse de Paris, 1859.

prises sur eux-mêmes; que le Dr Pochon (1), dans sa thèse, cite une observation dans laquelle M. Rodet, chirurgien de l'Antiquaille, ayant pratiqué une inoculation d'accidents secondaires sur un sujet sain, n'obtint aucun résultat. Mais, sans parler de la possibilité de trouver certains sujets réfractaires à l'action d'un virus, sans discuter les conditions dans lesquelles ces inoculations ont été pratiquées, que prouvent quelques faits négatifs en présence de faits positifs si nombreux et si nettement établis?

En dehors des inoculations artificielles, ne trouve-t-on pas une preuve aussi irréfutable de la transmission des accidents secondaires dans l'infection des nourrissons par les nourrices, ou des nourrices par les nourrissons, infection qui débute toujours par un chancre chez le contaminé et qui est produite par un accident secondaire du contaminant? L'école du Midi n'expliquait qu'au moyen des hypothèses les plus tourmentées ce mode de transmission de la syphilis dont les recherches modernes ont donné la clef.

Si les accidents secondaires sont contagieux, quel est l'accident auquel ils donnent lieu chez l'individu affecté? Je l'ai dit déjà : l'accident initial de la syphilis, quelle que soit la source à laquelle elle ait été puisée, est toujours un chancre.

Ce point si important a été surtout élucidé depuis quelques travaux modernes sur lesquels je reviendrai; mais je dois dire que la découverte n'est pas nouvelle et que la plupart des anciens auteurs avaient émis cette opinion.

Brassavole en 1550, Guillaume Rondelet en 1574, écrivaient déjà que, chez les nourrices infectées, la vérole commence par des ulcères du sein (2).

Astruc dit qu'elle débute par des chancres primitifs (3).

---

(1) Thèse de Paris, 1858.

(2) *Aphrodisiacus*, p. 937.

(3) *Traité des maladies vénériennes*, trad. de Louis, t. II, p. 40; Paris, 1777.

Fabre (1) s'exprime à peu près dans les mêmes termes qu'Astruc.

Petit-Radel (2) est plus catégorique encore. « L'impression de ce délétère (virus) chez les nourrices commence toujours par la région du corps qui est le plus souvent en pleine communication avec la bouche de l'enfant, notamment quand cette partie est affectée de quelques vices qui dénotent l'infection. Le mamelon, très-poreux de sa nature, absorbe alors le virus avec la salive qui lui sert de véhicule. Celui-ci, dès lors stasant dans le cuticule, donne lieu à une phlogose douloureuse et, par suite, à de petits boutons qui bientôt deviennent autant d'ulcères ou chancres..... Quelquefois les glandes des aisselles et celles du cou se prennent et se gonflent de manière à offrir toutes les apparences d'un engorgement inflammatoire ; et, consécutivement à ces symptômes primitifs, on en voit survenir d'autres qui établissent alors d'une manière non douteuse l'existence de la syphilis constitutionnelle» (3).

Benjamin Bell (4) et Bertin (5) écrivent tous deux que le résultat de la contagion des accidents secondaires des nourrissons transmis à la nourrice est toujours un chancre.

On lit dans le premier volume de la *Chirurgie clinique* de Delpech (6) : «Il n'est pas rare que des baisers sur la bouche, donnés par des personnes infectées et portant quelque symptôme syphilitique au gosier ou dans la bouche, donnent lieu à une infection qui se fait alors par le bord libre des lèvres..... On ne voit guère alors une phlegmasie comparable à celles du canal de l'urèthre ou de la conjonctive, accompagnée d'un flux purulent; mais on observe

---

(1) *Traité des maladies vénériennes*, p. 15 ; Paris, 1782.

(2) T. I, p. 361 ; Paris, 1812.

(3) J'emprunte cette citation et celles qui précèdent à une lettre publiée par M. Clerc, dans le *Moniteur des sciences médicales* du 29 novembre 1860.

(4) *Loc. cit.*, t. II, p. 620.

(5) *Traité des maladies vénériennes*, p. 3 ; Paris, 1810.

(6) *Chirurgie clinique de Montpellier*, t. I, p. 326 ; Paris, 1823-1828.

communément une ou plusieurs ulcérations, suivies ordinairement de l'engorgement inflammatoire des ganglions lymphatiques correspondants, ceux des régions jugulaire ou sous-maxillaire. Cette conséquence est tellement commune que l'engorgement concomitant des glandes, ou succédant de fort près aux ulcérations syphilitiques, peut servir à distinguer les ulcérations primitives ou chancreuses, des ulcérations consécutives provenant d'une vérole ancienne et qui n'entraînent jamais un pareil accident. Le chancre et le bubon sont donc les premiers symptômes exclusifs de l'infection syphilitique exercée par la bouche. »

Il ressort bien clairement des différents passages que je viens de citer que les médecins du siècle passé et du commencement de celui-ci, s'ils n'avaient pas posé une loi précise, avaient été cependant conduits par l'observation clinique à regarder le chancre infectant comme le résultat de la contagion des accidents secondaires. Il est donc difficile d'admettre, avec M. Cullerier (1), que le Dr Langlebert ait « eu le mérite de l'idée première, » et ait découvert une notion qui depuis près d'un siècle a été formulée dans des œuvres qui sont entre les mains de tous les syphiliographes.

Au reste l'idée attribuée à M. Langlebert par M. Cullerier fût-elle absolument nouvelle, que M. Auzias-Turenne pourrait en réclamer la priorité, puisque dans la séance du 14 novembre 1855, de la Société médicale du Panthéon, il s'exprimait ainsi : «..... Il n'est pas d'induration plus nettement accusée que celle qui occupe l'endroit contaminé par la communication de la syphilis, par le produit des accidents secondaires » (2). Ce n'est que dans la séance du 13 février 1856, de la même Société, que M. Langlebert a émis ses idées, qui lui sont, selon le procès-verbal, *inspirées* par ce qu'a dit M. Auzias-Turenne.

---

(1) Rapport à la Société de chirurgie, 1862.

(2) Extrait des procès-verbaux de la Société médicale du Panthéon, p. 6; Paris, 1856.

Je puis ajouter encore que dès 1854 M. Clerc professait dans ses cours (1) cette même doctrine.

Je ne crois donc pas que « le mérite de l'idée première » doive être attribué à M. Langlebert, auquel on ne saurait cependant sans injustice contester une certaine part dans le développement de cette idée. « Mais on doit attribuer (ce sont les expressions de M. Cullerier que j'emprunte) à M. le Dr Rollet ou à ses élèves, parmi lesquels M. Viennois est un des plus distingués, la vulgarisation de l'idée, et une abondance d'observations cliniques et de faits d'expérimentation qui ont puissamment contribué à l'élever à la hauteur d'une vérité. »

Voilà la véritable expression, *une vérité*. En effet, que Fabre, Astruc, Petit-Radel, Bertin et Delpech, aient émis l'idée, que M. Langlebert (2) ait publié à son appui une intéressante observation, il n'en est pas moins vrai que, grâce à de nombreuses recherches cliniques et expérimentales, grâce aussi à un esprit aussi généralisateur qu'élevé, c'est à M. Rollet *seul* que revient l'honneur d'avoir fait de cette idée une vérité, ou mieux encore d'en avoir fait une loi.

Les accidents secondaires sont-ils tous contagieux? Je crois que, comme l'a dit le premier M. Bertherand (3), les accidents secondaires *à forme suppurative* sont surtout contagieux. M. Fournier, dans sa thèse, a conclu de même. Au reste, il est évident, *a priori*, que pour transmettre le virus, il faut un véhicule, et ce véhicule est presque toujours le pus. L'accident syphilitique secondaire le plus facilement contagieux est donc, sans contredit, la plaque muqueuse. Je placerai immédiatement après elle la diphthérite, lésion assez commune que j'ai décrite pour la première fois (4), et qui a fourni depuis à

---

(1) Les cahiers des notes prises au cours de M. Clerc par plusieurs de ses élèves, depuis 1854, font foi de ce que j'avance.

(2) *Du Chancre produit par la contagion des accidents secondaires;* Paris, 1861.

(3) *Traité des maladies vénériennes;* Strasbourg, 1852.

(4) *Union médicale*, 10 et 15 août 1861.

M. Demay de Goustine le sujet d'un excellent travail (1). M. Poupinel, de Valencé, mon successeur à Saint-Lazare, a pu observer un cas de transmission de la syphilis par un accident de ce genre chez un homme qui venait se faire soigner au dispensaire de M. Clerc.

En dernier lieu, après les plaques muqueuses et la diphthérite, viendraient les syphilides pustuleuses, ecthyma, impétigo, acné, rupia, dont je crois, sans pouvoir toutefois appuyer de preuves mon assertion, le pouvoir contagieux bien moindre.

Les accidents tertiaires, transmissibles peut-être par hérédité, ne le sont pas à coup sûr par inoculation. Les expériences ont toujours donné un résultat négatif.

J'arrive à une des questions qui ont le plus passionné les syphiliographes, depuis un an surtout. Cette question a soulevé de véritables orages aujourd'hui déjà bien calmés. Il s'agit de savoir si la transmissibilité de la syphilis par le sang est possible?

Le sang est contagieux dans la plupart des maladies virulentes. Mon excellent ami le Dr Viennois (2), dans sa thèse inaugurale, a mis ce fait hors de doute en citant les diverses expériences qui le démontrent pour la clavelée, le sang de rate, la morve, le charbon, la rage, la variole, la rougeole, la diphthérite, la peste.

En suivant le même mode d'induction que précédemment, on est amené *a priori* à ne pas faire une exception pour la syphilis, ou du moins à croire à la possibilité de la transmission de cette maladie par le sang. Voyons maintenant quel est le résultat des inoculations qui ont été pratiquées avec le sang des syphilitiques.

Le 27 juillet 1850, Waller, de Prague, fit, en présence d'un grand nombre de médecins et d'élèves, l'inoculation du sang d'une femme syphilitique, atteinte de vérole secondaire, à un jeune garçon âgé

(1) Thèse [illegible] 1862.
(2) Thèse de Paris, 1860.

de 15 ans. Le 31 août (trente-quatre jours après l'inoculation), on remarqua aux points d'insertion deux tubercules que M. Viennois, dans un mémoire remarquable (1), n'hésite pas à considérer comme des chancres infectants, et qui furent suivis, dans les délais ordinaires, d'accidents secondaires.

En 1856, le secrétaire de la Société de médecine du Palatinat annonça à cette assemblée qu'un médecin, qui désirait garder l'anonyme, avait inoculé, avec du sang d'un syphilitique secondaire, neuf individus sains. Sur ce nombre, trois, c'est-à-dire un tiers, l'avaient été avec un résultat positif. On trouve tous les détails de ces curieuses observations dans une revue critique de M. Lasègue (2).

D'autres expériences, tentées par M. Diday (3), avec du sang de syphilitique tertiaire, ont donné un résultat constamment négatif.

Un médecin d'Albi, M. Lalagade, a pratiqué, dans le courant de l'année 1860, trois inoculations avec du sang provenant de sujets atteints de syphilis constitutionnelle, ou du moins qu'il considérait comme tels. Ces expériences, qui ont été négatives, ne paraissent pas fort concluantes; M. Viennois les a discutées avec beaucoup de rigueur et a démontré leur insuffisance.

Enfin on trouve dans le numéro du 16 mai 1862 de la *Gazette médicale de Lyon* la traduction d'un mémoire de M. Pellizzari, de Florence, dans lequel ce savant distingué rapporte qu'il a pratiqué, à deux reprises, l'inoculation du sang d'individus atteints de syphilis secondaire, à des individus sains. La première inoculation eut lieu le 23 janvier 1860 : les Drs Billi et Testi, qui s'y soumirent, n'ont ressenti depuis aucun effet local ou général. L'inoculation avait été faite, comme le recommandent M. Rollet et Viennois, sur une large

---

(1) *Examen des opinions émises récemment par M. Ricord à l'hôtel-Dieu de Paris.* Leçon faite, le 8 février 1862, par A. Viennois, à l'École de Médecine de Lyon.

(2) *Arch. gén. de méd.*, 1858, t. I, p. 603.

(3) *Gaz. méd. de Paris,* 1849.

surface dénudée de son épiderme. Le 6 février 1862, M. Pellizzari, opérant de même, inocula les Drs Bargioni, Rosi et Passigli. Deux de ces inoculations restèrent sans résultat; mais, le 3 mars (après vingt-cinq jours d'inoculation, par conséquent), le Dr Bargioni vit apparaître à son bras gauche, au niveau du point d'insertion, une papule à base dure, accompagnée d'adénopathie axillaire et suivie de tout le cortége des accidents constitutionnels.

Je ne dois pas passer sous silence des faits de transmission de la syphilis par la circoncision, et surtout par la vaccination. Ces derniers sont nombreux ; M. Viennois les a réunis dans un travail fort bien fait (1). Depuis, l'attention a été appelée de nouveau sur ce sujet par la déplorable épidémie de Rivalta, petit village du Piémont, dans lequel quarante-cinq enfants furent infectés à la suite d'une vaccination pratiquée avec du vaccin pris sur un enfant syphilitique. M. Viennois termine son travail en concluant que le vaccin isolé ne peut servir de véhicule au virus syphilitique, et que la contagion a toujours lieu au moyen d'une certaine quantité de sang mêlée au virus-vaccin.

Sans adopter complétement les conclusions de mon excellent ami Viennois, ou du moins en réservant cette question de la transmission de la syphilis par le vaccin, je crois cependant à la contagion par le sang. Il est certainement une limite dans l'évolution syphilitique où le sang perd son pouvoir contagieux ; ainsi il est hors de doute, après les expériences de M. Diday, que le sang d'un individu atteint de syphilis tertiaire peut être impunément inoculé à un individu sain. Il est probable aussi qu'à une certaine époque déjà avancée de la période secondaire, il en est de même ; mais on ne peut révoquer en doute, ni négliger complétement, les inoculations positives de Waller, de l'anonyme du Palatinat, et surtout celles de M. Pellizzari. Le sang d'un syphilitique secondaire est moins facilement

(1) *Arch. gén. de méd.*, numéros de juin et suivants, 1860.

contagieux, à coup sûr, que le pus de l'accident primitif ou des papules muqueuses ; mais il est contagieux, cela me paraît incontestable. On comprend de quelle importance extrême peut être, pour la prophylaxie de la syphilis, la détermination de ce point capital.

Si le sang d'un syphilitique est contagieux, ses sécrétions normales ou morbides le sont-elles aussi ? Elles le sont vraisemblablement, à un degré bien moindre toutefois que le sang. Mais, je dois l'avouer, je ne connais aucun fait qui puisse militer en faveur de cette opinion ; la seule chose certaine, c'est que des maladies virulentes ont été ainsi transmises. M. Melchior Robert (1) cite le cas d'un élève de l'amphithéâtre de dissection des hôpitaux de Paris, qui succomba à une variole survenue à la suite d'une piqûre qu'il s'était faite avec un scalpel imprégné du pus provenant d'un épanchement intra-articulaire chez un varioleux. Les auteurs citent bien aussi des faits de syphilis contractée avec des femmes qui ne présentaient ni érosions ni ulcérations d'aucune sorte, mais qui étaient affectées seulement de blennorrhagies ou de vaginites dont le pus aurait servi de véhicule au virus ; mais, outre que ces observations ne sont pas entourées des détails qui pourraient seuls leur donner une véritable valeur, il est bien difficile, dans tous les cas, de constater d'une façon absolue qu'une femme ne présente aucune érosion ou ulcération constitutionnelle, si petite qu'elle soit. Je crois donc que, dans l'état actuel de la science, rien n'autorise à accepter comme démontrée la contagion de la syphilis par les sécrétions diverses normales ou morbides, mais que cette contagion est possible, puisqu'elle a lieu dans certaines maladies virulentes autres que la syphilis.

En somme, pour résumer ce que je viens de dire de l'étiologie et de la pathogénie du chancre infectant, je conclurai :

(1) *Loc. cit.*, p. 498.

1° Que la syphilis, quelle que soit la source d'où elle provienne, ne débute jamais autrement que par un chancre infectant ;

2° Que le chancre infectant peut résulter de la contagion, à un individu sain, d'un chancre infectant, d'un accident secondaire à forme suppurative, du sang d'un syphilitique à la période secondaire, et peut-être, dans certains cas, de ses sécrétions normales ou morbides.

Je ne dois pas terminer ce chapitre sans dire quelques mots des différents modes de la contagion syphilitique ; c'est le complément indispensable de l'étiologie du chancre infectant.

La contagion peut être *immédiate*, c'est-à-dire avoir lieu à la suite d'un contact direct entre le syphilitique et l'individu sain ; elle peut être aussi *médiate*, c'est-à-dire se faire au moyen d'un intermédiaire.

Quelles sont les conditions qui doivent être réunies pour que la contagion puisse avoir lieu à la suite des rapports sexuels ?

Ces conditions sont :

1° Le dépôt du virus syphilitique sur un point de la peau ou des muqueuses.

2° Il faut, très-vraisemblablement du moins, une excoriation, une dépidermation, une déchirure quelconque (si facilement produites par le coït, du reste), au point où le virus a été déposé. Sans cela, il serait difficile de comprendre l'absorption du virus par les lymphatiques. Certains auteurs, Fabre (1) entre autres, croient que l'absorption est certainement plus facile lorsque le virus est déposé sur une muqueuse recouverte d'un léger épithélium, que sur la peau protégée par un épiderme épais ; mais ils croient cette absorption possible sans qu'il y ait d'excoriations. Pour moi, cela me paraît improbable.

3° Il faut admettre que l'individu soumis à la contagion n'y soit pas réfractaire, ou bien qu'il n'ait pas ou n'ait pas eu la syphilis

(1) *Loc. cit.*, p. 2.

constitutionnelle ni acquise, ni héréditaire. On verra plus loin qu'il est à cette dernière règle quelques rares exceptions.

Je n'insisterai pas sur la contagion immédiate, c'est le mode qui est de beaucoup le plus commun ; j'étudierai ses effets divers à propos du siége du chancre infectant. Quant à la contagion médiate, elle doit être l'objet d'une mention spéciale.

Lors de la grande épidémie du XVe siècle, les premiers médecins qui furent témoins de la facilité avec laquelle cette maladie nouvelle se répandait crurent qu'elle était transmissible non-seulement par le contact, mais aussi à distance par l'intermédiaire de l'air, comme la variole ou la peste. En 1495, Pierre Pinctor (1) attribuait sa rapide extension à l'influence des étoiles ; Grundbeck (2), à la conjonction de Jupiter et de Mars. Ce qui, mieux que tout le reste, prouve qu'à cette époque on ne soupçonnait pas encore sa véritable nature, c'est que personne ne lui donnait le nom de maladie vénérienne, « parce que, dit Swediaur (3), on regardait alors la propagation de ce mal par le coït comme nulle ou comme très-accidentelle. » Après quelques années d'observation, les médecins qui étudiaient cette maladie nouvelle se rendirent mieux compte de son mode de propagation. En 1505, Jacob de Catanée écrivait que le coït était sa principale cause ; en 1512, Almenar raillait ceux qui croyaient aux contagions à distance. Vidius en 1550, et Fernel en 1556, mieux édifiés encore, affirmaient dans leurs écrits que jamais on n'avait vu la vérole se propager par l'intermédiaire de l'air. Peut-être ne serait-il pas cependant impossible d'admettre, avec M. Clerc, qu'au début, la syphilis ait revêtu la forme épidémique. La rapidité extraordinaire de son extension dans le camp français devant Naples et aussi dans toute l'Europe, la forme grave des lésions qui la

(1) *Aphrodisiacus* de Gruner, p. 85.

(2) *Id.*, p. 63.

(3) *Traité des maladies syphilitiques*, 5e édit., t. II, p. 44 ; 1809.

caractérisaient, et enfin l'avis émis en faveur de cette manière de voir par Fracastor (1), sembleraient venir à l'appui de cette opinion, dont la solution n'a qu'une importance secondaire.

Il est aujourd'hui bien prouvé que la syphilis ne se transmet pas à distance, mais elle peut être communiquée par l'intermédiaire de certains objets. Je citerai plus loin, à propos du chancre infectant de la bouche, certains exemples frappants de contagion médiate. Les vêtements peuvent aussi servir de moyen de transmission de la syphilis. M. Clerc a pu montrer aux élèves qui suivent ses cours un vieillard de plus de 70 ans qui, depuis de longues années, n'avait eu de rapports sexuels ; il était atteint d'un chancre infectant du gland qui provenait, selon toute apparence, du frottement de l'organe contre un pantalon d'origine très-suspecte qu'il portait depuis environ deux mois. Fabrice de Hilden (2) a cité un cas analogue.

Je dois mentionner aussi la contagion par les scarificateurs, les instruments de chirurgie divers et les linges de pansement ; les expériences de Waller et de Wallace en prouvent la possibilité. Je ne dois pas oublier non plus les faits, rapportés par plusieurs auteurs (3), d'accoucheurs ou de sages-femmes propageant la syphilis en négligeant de laver soigneusement leurs mains imprégnées de virus ; et enfin ce mode plus fréquent encore de contagion médiate, dans lequel des femmes transmettent à un individu sain le pus virulent déposé dans les replis de la muqueuse génitale par un individu contaminé, et cela sans être infectées elles mêmes, en ne servant, pour ainsi dire, que de véhicules au virus. Wideman, Georges Vella, Fernel, Thierry de Héry, ont parlé de ce mode spécial de

(1) *Hieronymi Fracastorii opera omnia ;* Ven. ap. Juntas, 1555.

(2) *Observations chirurgico-médicales*, 1716, cent. 1, obs. 100.

(3) *Act. cur. nat.*, vol. VII, obs. 75; vol. IX, obs. 94. — L. Bourgeois, liv. II, c. 47. — Gardane, *Gazette médicale* 1775; p. 30.

contagion. En 1673, Nicolas de Blégny (1) écrivait : « Une femme peut recevoir la semence d'un homme impur et se joindre peu après à un autre, sur la verge duquel cette matière corrompue pourra s'attacher et y faire une impression pernicieuse, quoy qu'ensuite de cela, cette mesme femme puisse rejeter tout ce qu'elle aura reçu de l'un ou de l'autre sans être endommagée. »

Astruc, Swediaur, et, de nos jours, M. Ricord, ont émis la même opinion. M. Cullerier (2) a achevé la démonstration de ce fait ; il a laissé séjourner dans le vagin de certaines femmes du pus virulent, et cela sans que les femmes soumises à ces expériences fussent infectées ; puis il a repris ce pus virulent, qu'il a inoculé à d'autres avec un résultat positif.

De l'ensemble de ces faits, il résulte que la contagion médiate de la syphilis est non-seulement possible, mais qu'elle est fréquente.

3° Symptomatologie.

Le chancre infectant n'apparaît, comme je l'ai dit déjà, qu'après une période d'incubation dont la durée peut être fixée à environ vingt jours. Il ne débute pas par une vésicule, comme on l'a dit ; la lésion initiale consiste non pas, comme l'ont avancé Babington et plus tard M. de Baërensprung, dans l'induration, mais bien dans une excoriation particulière de la peau ou des muqueuses. C'est une érosion dont le diamètre n'est pas plus grand au début que celui d'une tête d'épingle de moyenne grosseur ; elle est recouverte, excepté sur ses bords, par une production pseudo-membraneuse grisâtre, dont la présence est constante, et qui, suivant M. Clerc, a tout à fait l'aspect du frai de grenouille. Cette érosion suppure peu, elle augmente progressivement en surface, et le chancre passe successi-

---

(1) *L'Art de guérir les maladies vénériennes*, chap. 6 ; Paris, 1673.

(2) *Mémoires de la Société de chirurgie*, 1849.

vement par les périodes dites d'état et de réparation. La fausse membrane reste généralement au niveau des tissus voisins, et elle ne forme ni saillie ni enfoncement. Les bords de l'ulcération, d'un rouge vif, ne sont pas, ai-je dit, recouverts par la fausse membrane, ils sont comme vernis, très-luisants; ils semblent quelquefois fuir vers le fond, et donnent à l'ulcère chancreux cet aspect *cupuliforme* sur lequel a insisté M. Ricord; mais ils n'ont aucun point de ressemblance avec les bords déchiquetés et décollés du chancre simple. Il est des cas cependant où, l'inflammation des tissus qui environnent le chancre devenant très-vive, les bords s'élèvent, paraissent excavés et taillés à pic; alors le chancre infectant a presque l'apparence du chancre simple, et j'ai vu les praticiens les plus habiles et les plus exercés hésiter dans leur diagnostic en présence de semblables faits. On devra toujours en pareil cas, si on veut éviter une erreur facile à commettre, attendre, avant de se prononcer, que l'induration de la base apparaisse, ou du moins que les ganglions soient indurés.

L'induration de la base du chancre infectant se manifeste ordinairement dans le premier septénaire qui suit l'apparition de l'ulcère; quelquefois elle se fait plus longtemps attendre, et elle n'apparaît que quinze jours ou même trois semaines après le chancre. Elle est presque toujours difficile à constater au début; elle se développe lentement et d'une manière progressive jusqu'au moment qui correspond à la période de cicatrisation du chancre, puis elle diminue graduellement après avoir persisté pendant un temps dont la durée est très-variable. On peut quelquefois constater son existence cinq mois ou même six mois après la disparition de l'érosion chancreuse; M. Ricord (1) dit même l'avoir vu persister dans un cas pendant trente années. Lorsqu'elle est arrivée à son maximum de développement, «l'induration, dit Babington, environne l'ulcère de toutes parts; elle est à la fois au-dessous et autour de lui; elle lui forme

(1) *Leçons sur le chancre*, p. 106; Paris, 1858.

en quelque sorte un lit, en même temps qu'elle encadre son bord de manière à lui servir partout de moyen d'union avec les parties saines environnantes» (1).

L'induration qui est liée à une ulcération très-large est souvent mal caractérisée : «Elle ne donne quelquefois au toucher, dit M. Ricord, que la sensation d'une doublure de parchemin ; je désigne cette forme sous le nom d'*induration parcheminée*» (2).

Dans certains cas, l'induration n'affecte que les bords de l'érosion chancreuse, elle est dite *annulaire ;* quelquefois aussi elle acquiert un développement considérable, pénètre dans les tissus, forme un noyau dur, cartilagineux, qui soulève l'érosion au-dessus des parties voisines, et donne lieu à une variété nommée par les auteurs *ulcus elevatum*. J'ai vu une induration de cette espèce siégeant sur le fourreau de la verge et ayant le volume d'une grosse noisette. M. Clerc croit que ces indurations si volumineuses présagent d'ordinaire des véroles à forme grave. J'ai pu vérifier bien des fois la vérité de ce pronostic. D'après M. Diday et aussi d'après M. Langlebert, le chancre induré *type* serait le résultat de la contagion de l'accident primitif; l'accident secondaire donnerait lieu à l'érosion parcheminée. Les faits ne sont pas encore assez nombreux pour justifier complétement cette assertion. Il est une dernière forme d'induration plus rare que toutes les autres, dans laquelle elle a l'aspect d'une crête mince et faisant une saillie assez élevée au-dessus des tissus ambiants.

L'induration, quelle que soit la forme qu'elle affecte, se produit plus facilement dans certaines régions ; elle peut avoir des siéges d'élection. Ainsi, chez l'homme, les chancres de la muqueuse préputiale, de la couronne du gland, du sillon balano-préputial, s'indurent

---

(1) Hunter, *Traité de la maladie vénérienne*, 3e édit. de Ricord et de Richelot ; Paris, 1859, p. 381 (note de Babington).

(2) Ricord, *Lettres sur la syphilis*, p. 232.

très-bien ; les chancres cutanés, au contraire, entre autres ceux du fourreau de la verge, s'indurent généralement mal.

Chez la femme, l'induration est presque toujours, quand elle existe, mal déterminée, obscure. Dans un séjour de trois années à Saint-Lazare, je n'ai pas vu un seul exemple de chancre infectant accompagné d'une de ces belles indurations cartilagineuses qu'on trouve si fréquemment chez l'homme.

L'induration, une fois établie, tend généralement à disparaître, que le malade qui en est porteur soit soumis ou non à un traitement antisyphilitique. Elle se ramollit, avec ce caractère particulier que la consistance diminue en même temps dans toute son épaisseur ; elle présente alors ce que M. Ricord a nommé la *transformation gélatiniforme*, puis elle disparaît peu à peu, en ne laissant d'autre trace de son passage qu'une tache d'un violet foncé qui s'efface presque complétement par la suite.

M. Alfred Fournier, qui a eu à sa disposition les immenses statistiques de M. Puche, a pu établir, d'après ces précieux documents, que l'induration durait ordinairement de soixante à quatre-vingts jours. Passé le deux cent cinquantième jour, la persistance de l'induration devient une véritable curiosité pathologique. M. Fournier a cité les exemples suivants d'indurations persistant après une durée considérable :

	Induration persistante de la cicatrice au	
Chancre de la rainure glando-préputiale.	390e	jour.
Chancre du frein....................	452	—
Chancre de la rainure................	457	—
—	540	—
—	602	—
Chancre du gland....................	650	—
Chancre de la rainure................	690	—
Chancre du prépuce..................	700	—
—	755	—
Chancre de la rainure................	768	—
—	997	—
—	1,507	—
Chancre du prépuce..................	2,062	—

« Enfin, ajoute M. Fournier, sur un malade qui entrait au Midi pour des accidents tertiaires (lésions osseuses, tubercules), M. Puche a pu retrouver le siége de l'accident primitif, qui remontait à neuf ans, grâce à la persistance d'une induration encore facilement appréciable » (1).

On observe quelquefois, au moment du ramollissement de l'induration, le curieux phénomène d'un abcès se formant dans son intérieur. Le noyau induré devient douloureux, s'entoure d'une gangue inflammatoire, puis il s'abcède et il s'en écoule, lorsqu'on en fait l'ouverture, une certaine quantité de pus.

Une autre complication, plus fréquente que la précédente, c'est l'ulcération de l'induration, qui peut, dans quelques cas, donner le change et faire croire au développement d'un nouveau chancre. C'est peut-être à des erreurs de ce genre qu'il faut attribuer l'opinion erronée émise par Babington (2), et reprise depuis par M. de Baërensprung ; opinion qui consiste à regarder l'induration comme antérieure à l'ulcération.

J'ai dit que chez la femme l'induration est moins nettement accusée que chez l'homme. Il arrive aussi que chez ce dernier on rencontre quelquefois des chancres infectants peu indurés ou même *non indurés*. On les observe, relativement aux autres, dans une proportion de 1 ou 2 pour 100. Leur existence a été niée cependant, et cette négation a donné lieu à de regrettables erreurs cliniques, puisqu'elle a fait prendre un chancre infectant pour un chancre simple. Le diagnostic de cette variété d'accident primitif est difficile, mais on devra se rappeler que l'induration polyganglionnaire accompagne le chancre infectant dans l'immense majorité des cas, et qu'elle n'accompagne jamais le chancre simple. Au besoin même, on devra avoir recours à l'inoculation du pus au porteur, et le résultat positif

(1) *Leçons sur le chancre*, p. 107 (note de M. Fournier).
(2) Hunter, *loc. cit.*, p. 380.

ou négatif de l'inoculation indiquera la nature vénérienne ou syphilitique de l'ulcère.

En général, le chancre infectant est solitaire ; d'après une statistique que j'emprunte à M. Clerc, il l'est 4 fois sur 5. Dans un cinquième des cas seulement, le chancre infectant serait multiple. Pour M. Fournier, la proportion des chancres infectants solitaires, comparés aux chancres infectants multiples, serait comme 4 est à 1. Dans le relevé des cas que j'ai observés à Saint-Lazare dans le courant de l'année 1861, la proportion serait de 7 à 1. On peut, je crois, prendre pour moyenne le chiffre donné par M. Clerc. Cet isolement habituel du chancre infectant n'a rien de surprenant, car on sait, depuis que M. Clerc (1) l'a démontré *le premier*, que le chancre infectant, à l'encontre du chancre simple, ne s'inocule pas à l'individu qui en est atteint. La raison de cette non-inoculation est bien facile à saisir ; le chancre simple est un accident local, purement local, ne modifiant pas les tissus qu'il a envahis, et sans action sur l'économie ; il n'y aurait donc aucune raison pour qu'il ne s'inoculât pas indéfiniment. Le chancre infectant est au contraire une première manifestation de l'état constitutionnel, il n'est qu'un symptôme, et il ne peut être, par conséquent, produit que par la diathèse (2). Il faut donc pour qu'il y ait en même temps plusieurs chancres infectants sur le même sujet, qu'ils aient été tous contractés au même moment, et ils apparaissent alors tous à peu près à la même époque. Dans un cas de diagnostic embarrassant, si on voit, huit ou dix jours après l'apparition du premier chancre, en

---

(1) *Union médicale*, 25 octobre 1855.

(2) Melchior Robert, qui nie l'incubation du chancre infectant, nie aussi son auto-inoculabilité. Les expériences qu'il cite dans un mémoire récent (Marseille, 1861) sont en contradiction formelle avec tout ce qu'ont vu les observateurs Bassereau, Fournier, Rollet, Clerc, Lee, Diday, de Baërensprung, Lindwum, etc. Je ne puis pas cependant ne pas signaler cette opinion, à cause du nom et de la position de celui qui l'émet.

survenir d'autres, on est en droit d'affirmer qu'il ne s'agit pas de chancre infectant, ni par conséquent de syphilis constitutionnelle.

Le chancre infectant donne lieu, dans l'immense majorité des cas (98 fois sur 100), à des engorgements dans les ganglions lymphatiques de la pléiade voisine. Ces adénopathies, auxquelles on a donné l'épithète de polyganglionnaires, sont multiples, dures, chondroïdes, indolentes, sans changement de couleur à la peau. Les ganglions indurés sont indépendants les uns des autres, sans adhérence au tissu cellulaire, ils roulent librement sous le doigt. Leur induration est en rapport avec celle du chancre infectant. Ces adénopathies se résorbent et disparaissent au bout d'un temps variable. En même temps, mais plus rarement, on observe des lymphites dures marquant le trajet du chancre aux ganglions de la région.

Les adénopathies qui accompagnent le chancre infectant n'ont aucune tendance à la suppuration. A ce propos, M. Lee, que j'ai déjà plusieurs fois cité, dit : « L'action spécifique du chancre induré sur les ganglions ne produit pas de bubon suppuré. Je crois cette proposition vraie dans son plus large sens. » Comme M. Lee, je crois que le bubon symptomatique du chancre infectant suppure très-rarement; cependant il en existe des exemples incontestables et on ne doit pas être aussi affirmatif que M. Ricord (1), qui a écrit que « le bubon symptomatique du chancre infectant ne suppure jamais ! » Et pour prouver son assertion : il a ajouté : « Interrogez le pus qu'il fournit dans les très-rares circonstances où vous le verrez arriver à suppuration, et jamais vous n'obtiendrez par l'inoculation artificielle la pustule caractéristique du chancre; c'est vous dire assez que ce bubon ne suppure jamais spécifiquement. » Puisque le chancre infectant ne s'inocule pas au sujet qui le porte, pourquoi en serait-il autrement pour le bubon symptomatique de ce chancre? L'argument

(1) *Leçons sur le chancre*, p. 117.

invoqué par M. Ricord n'a donc pas une valeur bien grande, au moins pour prouver la thèse qu'il soutient.

Il arrive souvent, lorsque la durée du chancre se prolonge un peu au delà de ses limites ordinaires, et dépasse quatre ou cinq septénaires, que les accidents constitutionnels de la syphilis éclatent et viennent constituer des symptômes concomitants qui confirment et précisent le diagnostic. J'ai vu bien des fois des malades atteints de chancres non encore cicatrisés chez lesquels on trouvait de la roséole, de l'angine, ou même, plus rarement, des papules naissantes de la peau et des muqueuses.

Il est très-rare de voir le chancre infectant se compliquer du phagédénisme ou de la gangrène qui surviennent si souvent au contraire dans les cas de chancre simple. Il n'est pas fréquent non plus d'observer un état inflammatoire aigu. En un mot, les complications, de quelque nature qu'elles soient, sont rares dans le cours des diverses phases que parcourt le chancre infectant. Après être resté quelques jours stationnaire dans la période dite d'état, il a une grande tendance à la cicatrisation, qui est presque toujours complète au bout d'un mois.

Lorsque le chancre infectant affecte la forme de l'*ulcus elevatum*, il a avec la papule muqueuse la plus grande analogie d'aspect, il peut même être facilement confondu avec elle. Il peut encore arriver que, les accidents secondaires se développant au moment où s'opère la cicatrisation du chancre, ce dernier soit transformé en papule muqueuse *in situ*, pour employer l'expression de MM. Davasse et Deville (1), qui ont publié sur cette métamorphose d'intéressantes recherches. M. Ricord s'est beaucoup servi de cette transformation *in situ*, qui en définitive s'observe rarement (je n'en ai vu qu'un seul cas pendant mes trois années d'internat à Saint-Lazare), pour défendre la doctrine de la non-contagiosité des accidents secon-

(1) *Archives gén. de méd.*, 1845.

daires (1). Lorsqu'il était bien démontré que le pus d'une plaque muqueuse avait transmis le virus syphilitique, il restait ce dernier argument que l'école du Midi ne se faisait jamais faute d'employer, c'est que la plaque muqueuse qui avait fourni le pus contagieux n'était qu'un chancre en voie de transformation.

Je ne dois pas quitter ce sujet de la symptomatologie sans dire quelques mots du chancre mixte qui offrirait réunis les symptômes des deux chancres simple et infectant et dont il a été fait grand bruit depuis deux ou trois ans. La théorie en a été formulée pour la première fois par un élève distingué de M. Rollet, M. le Dr Laroyenne, dans un mémoire publié en 1859 (2).

M. Laroyenne ayant déposé sur une ulcération infectante du pus provenant d'un chancre simple, avait enté par conséquent le chancre simple sur le chancre infectant; il nomma *chancre mixte* la réunion au même point de ces deux ulcérations de nature si différente.

L'année suivante, M. Basset (3), qui avait répété les expériences de M. Laroyenne et obtenu les mêmes résultats, en rendit compte dans sa thèse inaugurale; depuis, plusieurs mémoires ont été encore publiés sur ce sujet.

Au début le chancre mixte ne fut pour l'école de Lyon que ce qu'il devait être, c'est-à-dire un moyen d'interpréter certains faits obscurs de transmission et une preuve nouvelle de la dualité chancreuse.

En effet, cette coexistence simultanée des deux virus au même point de l'économie explique à merveille les cas dans lesquels des chancres prétendus infectants ont pu être réinoculés à l'individu qui en était atteint ; or cette réinoculation a été possible 2 fois sur 100

---

(1) *Leçons sur le chancre*, p. 104.

(2) *Annuaire de la syphilis et des maladies de la peau*, p. 247; Lyon, 1859.

(3) *De la Simultanéité des maladies vénériennes;* Paris, 1860.

d'après la statistique de MM. Puche et Fournier, et 6 fois sur 100 d'après celle de M. Rollet.

Le *chancre* dit *mixte* peut aussi donner une interprétation plausible de certaines observations de prétendus chancres simples transmettant des chancres infectants ou suivis, chez le sujet qui en est porteur, d'accidents constitutionnels. Il est aussi un excellent argument en faveur de la dualité, puisque ce chancre mixte fournit un pus inoculable au malade qui en est atteint, ce qui est la preuve certaine que les deux virus coexistant au même lieu sont restés indépendants l'un de l'autre et conservent chacun leurs propriétés spéciales.

Malheureusement l'école de Lyon ne s'est point contentée d'un aussi maigre rôle pour le chancre qu'elle avait créé; elle a cru y voir une entité morbide spéciale se transmettant dans son espèce. M. Rollet (1) écrit à ce propos dans son traité : « Depuis que mes observations sur le chancre mixte se sont complétées, j'ai acquis la preuve que, par le fait de son développement accidentel, mais répété d'âge en âge, ce chancre avait fini par exister comme espèce distincte, c'est-à-dire comme chancre naissant d'un autre chancre semblable à lui. »

Je regrette de ne pas partager sur ce point l'avis de M. Rollet; je le regrette d'autant plus vivement que j'ai en plus haute estime les œuvres remarquables et consciencieuses qu'il a produites, et qu'en toute autre circonstance je m'incline devant son autorité scientifique si justement acquise.

Pour réfuter l'idée émise par le chirurgien en chef de l'Antiquaille, nous n'avons qu'à étudier ce qui se passe dans deux cas différents.

1° Je suppose le chancre mixte produit artificiellement, c'est-à-dire, je suppose que chez un sujet porteur d'un chancre infectant, on ait déposé à la surface de l'ulcère du pus provenant d'un chancre

---

(1) *Loc. cit.*, p. 38.

simple. D'après la doctrine de la dualité, adoptée sans réserve par l'école de Lyon, le virus du chancre simple n'ayant aucun rapport avec le virus syphilitique, le chancre infectant ne sera en rien un obstacle au développement du chancre simple au point inoculé. Il y aura donc au même point coexistence d'un chancre infectant et d'un chancre simple, ou, pour parler comme l'école de Lyon, il y aura un chancre mixte.

Si maintenant on prend du pus de ce chancre mixte et qu'on l'inocule au sujet qui en est porteur, qu'arrivera-t-il? L'école de Lyon admet, comme je l'admets aussi, que le chancre infectant ne se reproduit pas dans ces conditions; le pus inoculé donnera cependant un résultat positif; mais l'ulcère qui en résultera ne pourra être qu'un chancre simple. Il va sans dire que si au lieu d'inoculer le pus provenant du chancre mixte au porteur, on l'inocule à un individu atteint de syphilis constitutionnelle, le résultat sera identique.

2° Je suppose, dans un second cas, que le pus du chancre mixte, produit artificiellement, soit inoculé à un sujet vierge de tout antécédent syphilitique.

D'abord apparaîtra au point de l'insertion du pus contagieux une vésico-pustule, puis une ulcération qui ne sera autre chose qu'un chancre simple dont l'incubation (si elle existe) n'a qu'une durée extrêmement courte. Le chancre infectant au contraire ne se manifestera au même point qu'après une très-longue incubation que M. Rollet a fixée à vingt-cinq jours en moyenne. Jusqu'au moment de l'apparition du chancre infectant, le chancre simple existera seul, et le pus inoculé à un sujet sain ne donnera lieu qu'à un chancre simple et non à un chancre mixte. A l'époque où apparaîtra le chancre infectant, si le chancre simple n'est point encore cicatrisé, il y aura pendant un temps assez court coexistence au même point des deux virus, et c'est pendant ce laps de temps seulement que la transmission des deux virus sera possible. Après la cicatrisation du chancre simple, il n'y aura plus au point d'inoculation qu'un chancre infectant qui ne pourra transmettre à un individu sain qu'un chancre infectant (1).

L'école de Lyon ne peut pas objecter de fin de non-recevoir à ces conclusions, sous peine de se dédire et de rejeter tout à la fois la doctrine de la dualité et celle de l'incubation du chancre infectant, celle de sa non-inoculabilité au sujet qui le porte ou à un sujet atteint de syphilis constitutionnelle. Or comment peut-elle, en acceptant ces conclusions, soutenir l'existence comme *espèce distincte* de ce prétendu *chancre mixte,* simple coexistence au même point de deux virus que chaque transmission vient dédoubler?

Je suis loin de vouloir dire, comme M. Michaëlis, que *le chancre mixte est un jeu d'esprit, réfuté par les recherches exactes.* A mon avis, la théorie de M. Rollet a donné l'explication expérimentale de certains faits naguère obscurs, sur lesquels la possibilité de la coexistence au même point des deux virus syphilitique et vénérien a jeté un jour complet; mais je refuse d'admettre pour le chancre mixte une existence propre, cette coexistence a lieu accidentellement ou artificiellement sur le même sujet, soit au même point, soit à des points fort éloignés l'un de l'autre, mais sans que les deux virus se confondent jamais. Les trois observations que je vais citer en sont la preuve irréfragable. Dans un de ces trois cas, les deux chancres ont été transmis au même sujet par la même femme, et chacun d'eux s'est développé isolément, sans qu'il y ait eu chancre mixte.

(1) A côté de la question du chancre mixte, tel que le comprend l'école de Lyon, on pourrait en soulever une autre. Si les sécrétions normales ou morbides d'un syphilitique sont contagieuses, et qu'on suppose un individu atteint de syphilis secondaire à l'état latent sans manifestations extérieures, et porteur en même temps d'un chancre simple, cet individu pourra donner à la fois le chancre simple et la syphilis, au virus de laquelle le pus du chancre simple aura pu servir de véhicule. Il pourra y avoir là encore transmission simultanée, sans qu'on ait besoin, pour l'expliquer, de recourir à aucune hypothèse. Je ne fais du reste que poser cette question jusqu'à présent insoluble, puisqu'on ignore si les sécrétions sont contagieuses.

Je dois l'observation qu'on va lire, ainsi que les réflexions qui l'accompagnent, à mon excellent ami et ancien collègue, M. Henri Léger.

OBSERVATION Ire.

Observation de chancre infectant et de chancres simples existant simultanément sur le même sujet.

E....., âgée de 22 ans, entrée à Saint-Lazare, le 23 février 1863, salle 15, lit n° 1, service de M. Clerc.

Chancre infectant avec induration type, très-volumineuse, siégeant au-dessus de la lèvre supérieure, dans le sillon sous-nasal, et datant d'un mois, au dire de la malade. Ganglions sous-maxillaires fortement indurés, non douloureux, et formant pour ainsi dire tumeurs au-dessous de la mâchoire inférieure.

Sur l'incubation de ce chancre, il est impossible d'avoir des renseignements précis, la malade, par son métier de fille publique, ne pouvant elle-même avoir aucune indication sur l'époque de l'infection.

Ce chancre, au moment de l'entrée de la malade, se présente sous la forme d'une ulcération peu considérable, recouverte d'une petite croûte jaunâtre. Celle-ci, enlevée, laisse voir l'ulcération, qui, superficielle, à surface finement granulée, est supportée par une base fortement indurée, que le doigt peut facilement délimiter.

La malade présente en même temps à la vulve cinq chancres mous, siégeant l'un, le plus considérable et le mieux caractérisé, à la fourchette, les autres sur les grandes et les petites lèvres. A l'anus, on observe aussi deux chancres mous ; ces chancres mous, multiples, datent du commencement du mois de février; ils ont l'aspect d'ulcérations profondes, à bords irréguliers et taillés à pic, tapissées intérieurement d'une couche pultacée d'un jaune sale, et baignées d'un liquide sanieux. Dans l'intervalle compris entre ces différents chancres simples, les tissus sont rouges, enflammés, légèrement tuméfiés; pas d'engorgement inflammatoire des ganglions de l'aine.

Le 20 février, apparition de la roséole; amygdalite légère. — Traitement général, 2 pilules de bi-iodure d'hydrargyre.

En présence de ce fait de chancre infectant et de chancres simples existant simultanément sur le même sujet, M. Clerc pratique, le 2 mars, à la cuisse, une inoculation avec le pus du chancre mou de l'anus; moi, de mon côté, dès le 25 février, j'avais fait à l'avant-bras (face interne) du côté droit une inoculation avec le liquide séreux que j'avais trouvé sous la croûte du chancre labial.

4 mars. L'inoculation du chancre simple à la cuisse a réussi; les jours qui suivent, on essaye vainement d'enrayer la marche de ce chancre nouveau; celui-ci s'agrandit au contraire considérablement, égalant bientôt les dimensions d'une pièce de 20 centimes; ses bords sont enflammés et entourés d'un cercle rougeâtre, causé par un peu de lymphite.

Contre les chancres de la vulve et de l'anus, M. Clerc emploie d'abord la solution au dixième de nitrate d'argent, puis bientôt la solution à parties égales. Sous l'influence de ces cautérisations répétées tous les deux jours, le chancre de la fourchette se cicatrise, ainsi que ceux des grandes et petites lèvres. Ceux de l'anus seuls persistent et se multiplient par inoculation du voisinage jusque sur le bord interne des fesses.

Le 15. Les chancres de l'anus persistent; le chancre infectant de la lèvre supérieure s'est complétement cicatrisé. La petite croûte jaunâtre qui le recouvrait est tombée et laisse voir le tissu cicatriciel d'une teinte rouge, sans trace d'inflammation. L'induration subsiste encore, mais elle est considérablement diminuée. La roséole s'est généralisée; l'engorgement des ganglions sous-maxillaires persiste; amygdalite légère; l'amygdale du côté droit est recouverte à sa partie supérieure d'une légère couche de diphthérite.

Au 15. L'auto-inoculation faite par moi, le 25 février, au bras droit, n'a donné aucun résultat. — Continuation du traitement général.

Le 23. Des chancres simples de l'anus, un seul persiste encore très-vivace; il siége entre deux plis radiés hypertrophiés, rouges, enflammés, dont il a entamé le tissu. Le chancre inoculé à la cuisse s'est encore agrandi, toutefois l'inflammation qui l'accompagnait a disparu. — Cautérisation avec la pâte carbo-sulfurique.

L'induration de la lèvre supérieure a disparu; l'engorgement des ganglions sous-maxillaires a diminué, mais persiste toujours.

Le 30. Le chancre de l'anus est cicatrisé; celui inoculé à la cuisse est en voie de réparation.

La malade qui fait le sujet de cette observation nous dit qu'elle attribue ses chancres de la vulve et de l'anus au transport, par attouchement, du pus de la lésion buccale. Certes ce serait là pour nous une étiologie que nous serions heureux de constater pour appuyer la théorie de l'hybridité (du chancroïde) de notre maître M. Clerc. Mais, en dépit de nous-même, nous ne pouvons pas voir là un rapport de cause à effet. L'auto-inoculation pratiquée par nous, le 25 février, avec le pus du chancre induré labial aurait dû, pour être d'accord avec la théorie, déterminer l'apparition d'une pustule d'inoculation, et faire naître un chancre simple au point contaminé. Nous avons noté que, le 25 mars, c'est-à-dire après un mois d'incubation, elle n'avait donné aucun résultat. Pourtant les conditions étaient les mêmes que celles dans lesquelles s'était trouvée la malade. Le chancre infectant labial était à la période d'état; l'inoculation avait été faite avec soin.

La description des lésions de la bouche diffère trop de celle des lésions que nous avons notées à la vulve et à l'anus pour qu'il soit possible de voir là une seule et même maladie; et ainsi, dans cette observation, nous trouvons un argument de plus en faveur de la doctrine de la dualité. Sans parler de la période d'incubation de l'un et de l'autre chancre, sur laquelle nous n'avons pu avoir aucun renseignement, nous trouvons d'une part une ulcération isolée, superficielle, à base fortement indurée; de l'autre, des ulcérations multiples, profondes, à caractères bien tranchés. De plus l'auto-inoculation pratiquée avec le pus des deux lésions donne dans le premier cas un résultat absolument négatif et dans l'autre un résultat positif.

Je dois l'observation suivante à mon successeur à Saint-Lazare, M. Poupinel, de Valencé, ancien chef de clinique du dispensaire de M. Clerc.

OBSERVATION II.

X...., garçon boulanger, 23 ans, tempérament lymphatique, se présente, le 31 janvier 1862, au dispensaire de M. Clerc, rue Saint-André-des-Arts, 13.

Chancre simple siégeant dans le sillon glando-préputial; suppuration sanieuse, tendance à s'étendre.

Cautérisation avec le crayon de nitrate d'argent; lotion avec du vin sucré.

8 février. Huit jours après, la plaie n'a pas changé d'aspect. M. Clerc ordonne des cautérisations légères, répétées deux fois par jour, avec solution au dixième de nitrate d'argent.

Sous cette influence, la cicatrisation ne tarde pas à avoir lieu.

Le malade cesse de venir nous voir.

Le 18. Au bout de dix jours, il nous revient, et nous montre une petite érosion siégeant sur le frein, sur la nature infectante de laquelle M. Clerc n'hésite pas à se prononcer, quoiqu'il n'y ait encore ni induration de la bouche, ni adénopathie.

La vérole se confirme bientôt par l'apparition d'une roséole très-confluente, et plus tard d'une syphilide papuleuse générale.

Le malade nous dit n'avoir eu aucun rapprochement sexuel depuis le jour où il a contracté son chancre simple (18 janvier), ce qui fait remonter l'incubation du chancre infectant à trente jours au moins.

La femme que le malade suppose l'avoir infecté est soumise à notre examen; elle présente : deux chancres simples des grandes lèvres, et à l'anus deux plaques muqueuses ayant chacune le diamètre d'une pièce de 50 centimes; adénopathie inguinale polyganglionnaire et indolente. Nous ne trouvons pas d'autre trace de la syphilis secondaire. La malade est mise au traitement hydrargyrique, et ses plaques muqueuses, cautérisées avec le nitrate acide de mercure, disparaissent en peu de jours. Les chancres simples eurent une durée plus longue.

Cette observation, dont je n'ai pu, à cause de sa trop grande étendue, donner que la substance, est intéressante en ce qu'elle prouve que les deux virus existant simultanément sur la même femme peuvent se transmettre chacun dans leur espèce, et donner lieu non pas à une lésion hybride, mais à des chancres d'espèce différente qui se développent indépendamment l'un de l'autre.

OBSERVATION III.

P.... (Louise-Flore), âgée de 22 ans, entre à Saint-Lazare, salle 8, lit 4, le 2 avril 1861.

On constate chez cette malade la présence de sept chancres simples siégeant sur les grandes et les petites lèvres; leur début date environ de quinze jours; leurs caractères sont nettement tranchés : bords déchiquetés, taillés à pic; fond grisâtre, sanieux; le tissu compris entre ces différentes ulcérations est le siége d'une inflammation assez vive; pas d'engorgement douloureux des ganglions de l'aine. — Bains de siége, pansements émollients.

25 avril. L'inflammation a cédé. — Cautérisation répétée tous les deux jours au dixième de nitrate d'argent.

10 mai. Commencement de cicatrisation.

Le 15, la cicatrisation est complète. A ce moment, on constate au bord libre de la petite lèvre gauche une légère exulcération sur la nature de laquelle M. Clerc hésite à se prononcer.

Le 25. L'ulcération de nouvelle apparition s'indure à sa base, sa surface se sèche et se recouvre d'une petite croûte jaunâtre; en même temps, les ganglions de l'aine s'indurent; adénopathie inguinale double. M. Clerc diagnostique alors un chancre infectant et soumet le malade au traitement général : 2 pilules de bi-iodure de mercure par jour.

20 juin. Apparition de la roséole, qui vient confirmer le diagnostic; angine légère.

15 juillet. Syphilide papuleuse lichénoïde sur le ventre, la poitrine, le dos, le bras, le cou, la face interne des cuisses.

20 août. Disparition de ces différents accidents.

La malade sort de Saint-Lazare.

4° Siége et fréquence relative du chancre infectant.

1° *Siége du chancre infectant.*

A. Le chancre infectant n'a pas de lieu d'élection exclusif; il se produit partout où le virus est déposé et où, comme je l'ai dit déjà, il y a une excoriation, une dépidermation, une déchirure quelconque qui puisse servir de porte d'entrée au pus virulent. Le chancre des parties génitales, cela se comprend facilement, est beaucoup plus fréquent que celui des autres points de l'économie. Comme les causes qui produisent ces deux sortes de chancre sont différentes, je diviserai leur étude, et j'examinerai successivement le *chancre infectant génital* et le *chancre infectant extra-génital*.

A. Le chancre infectant génital existe dans une proportion qu'on peut évaluer à peu près à 95 pour 100, en moyenne. Sur une statistique comprenant 403 cas de chancres infectants dont les observations ont été recueillies à son dispensaire, M. Clerc (1) en a noté 393 siégeant aux organes génitaux.

Ces 393 chancres infectants génitaux se décomposent comme il suit :

(1) M. Clerc a bien voulu m'autoriser à reproduire cette statistique. empruntée à son traité de syphiliologie; actuellement sous presse.

Muqueuse préputiale ou face interne du prépuce.....	63
Reflet de la muqueuse ou sillon glando-préputial.....	171
Limbe ou orifice du prépuce........................	35
Frein...	14
Gland...	12
Méat urinaire.....................................	33
Enveloppe cutanée du pénis, ou fourreau............	58
Scrotum...	3
Angle péno-scrotal................................	5

Sur 471 cas de chancres infectants observés par M. Fournier pendant son internat à l'hôpital du Midi, cet observateur distingué a noté seulement 26 chancres extra-génitaux. Ils se subdivisent ainsi :

Chancres du gland et du prépuce..................	314
— du fourreau de la verge......................	60
— multiples de la verge, c'est-à-dire présentant à la fois des chancres du prépuce et du fourreau, du fourreau et du gland..............	11
— du méat urinaire............................	32
— intra-uréthraux.............................	17
— du scrotum..................................	7 (1)
— du sillon péno-scrotal.......................	4

Dans une statistique des malades atteints de chancres infectants sortis du service de M. Rollet (2), à l'Antiquaille, du 1er novembre 1862 au 5 mars 1863, ou vus à la consultation gratuite de l'hôpital pendant ce laps de temps, statistique que je dois à l'obligeance de M. Burlet, interne du service, je trouve, sur 54 chancres infectants, 50 chancres infectants génitaux. Parmi ces 50 chancres, 3 présentaient les caractères du chancre mixte.

---

(1) *Leçons sur le chancre*, p. 252.

(2) Je dois remercier MM. Burlet et Nodet des documents qu'ils ont bien voulu me communiquer, et M. Rollet, dans le service duquel ces documents ont été recueillis.

M. Nodet, qui a été interne dans le service de M. Rollet, du 1er mai au 1er novembre 1862, a observé, pendant ces six mois, 65 chancres infectants, dont 59 ayant leur siége aux organes génitaux.

M. Tanturri, médecin du syphilicome de Naples, a donné, dans un mémoire qu'il a fait paraître récemment (1), le relevé suivant. Sur 40 cas de chancres infectants observés chez des hommes, il a trouvé :

Chancres	du gland...............	4
—	du sillon glando-préputial.	6
—	de la muqueuse préputiale.	16
—	du limbe du prépuce......	3
—	du fourreau de la verge..	7
—	du scrotum...............	2
—	du pubis.................	2

Les chancres infectants du gland et du prépuce sont de beaucoup les plus nombreux, ce qui contraste avec la rareté relative de ceux du fourreau de la verge. Ce fait s'explique très-bien, si on songe à la facilité avec laquelle la muqueuse génitale s'excorie pendant le coït, et rend ainsi possible l'absorption du pus virulent, au lieu que la peau de la verge recouverte d'un épiderme solide est plus difficilement lésée. M. Clerc pense avec raison que la circoncision, en donnant plus de solidité à la muqueuse balano-préputiale, diminuerait de beaucoup les chances de la contagion.

Il existe très-peu de statistiques portant sur le siége du chancre infectant chez la femme; cette lacune s'explique par la rapidité de la disparition du chancre infectant chez la femme, par son induration presque toujours mal formulée, et enfin par les difficultés plus grandes qu'offrent les parties génitales féminines à un examen sérieux. J'ai relevé pendant le cours de l'année 1861, à Saint-

---

(1) *Della tumefazione indolente delle tonsille nella syphilide,* del dottore Tanturri, 1862.

Lazare, le nombre et le siége précis des différents chancres infectants que j'ai observés dans le service de M. Clerc; malheureusement cette statistique n'a, au point de vue du nombre relatif, qu'une valeur secondaire, car la plupart des malades qui composent le service sont des prostituées, ayant depuis longtemps subi l'épreuve de la syphilis, et exemptes de droit de contracter de nouveau le chancre infectant. Il est évident qu'on doit trouver moins fréquemment cette lésion dans un service de ce genre, que dans un autre hôpital où on recevrait indistinctement des vénériens appartenant à toutes les classes.

Sur 776 malades atteintes d'affections vénériennes diverses, entrées dans le service de M. Clerc, du 1er janvier 1861 au 31 décembre de la même année, 45 étaient atteintes de chancres infectants, dont 33 génitaux et 12 extra-génitaux.

Les premiers se divisent ainsi :

Chancres des grandes lèvres....	15
— des petites lèvres.....	9
— de la fourchette......	5
— du méat urinaire.....	2
— du vestibule.........	2

Il n'y a pas eu dans le service, durant cette année 1861, un seul cas de chancre infectant des parois vaginales ou du col utérin.

M. Melchior Robert (1) est arrivé à des résultats différents des miens. Sur 76 malades atteintes de chancres (il ne dit pas si c'étaient des chancres infectants ou des chancres simples) sur les parties génitales externes, il a trouvé :

Fourchette.....................	30
Limites de la vulve et du vagin.	11
Vulve..........................	7

(1) *Loc. cit.*, p. 369.

Petites lèvres..............	17
Méat....................	4
Face interne des grandes lèvres.	3
Clitoris....................	2
Caroncules.................	2

Je crois qu'il s'agit surtout, dans ce relevé, de chancres simples dont le lieu d'élection est la fourchette, ils y sont non-seulement inoculés directement par le coït, mais par presque tous les chancres simples du col et des parois vaginales.

Avant de passer à l'étude du chancre infectant extra-génital, je dois dire quelques mots du chancre larvé uréthral, dont la possibilité a été signalée pour la première fois par Hernandez (1), et que M. Ricord a depuis spécialement étudié. Dans son relevé qui porte sur 445 chancres infectants, M. Fournier en a trouvé 17 qui ne pouvaient être aperçus que par l'écartement forcé des lèvres du méat. Un malade qui serait atteint concurremment d'un chancre de cette espèce et d'une blennorrhagie donnerait à la fois la syphilis et la blennorrhagie. En se contentant d'un examen superficiel, on ne verrait que la lésion la plus apparente, et on trouverait un bel exemple de *gonorrhée syphilitique*. Que de cas de ce genre les identistes n'ont-ils pas invoqués, qu'un examen plus sérieux eût réduits à néant !

B. Le chancre infectant extra-génital n'a été noté, ai-je dit, que 10 fois sur 403, par M. Clerc; 26 fois sur 471, par M. Fournier; 4 fois sur 54, par M. Burlet; 6 fois sur 65, par M. Nodet; et enfin par moi, 12 fois sur 45. Cette proportion plus considérable de la statistique de Saint-Lazare s'explique tout naturellement par les habitudes dépravées des prostituées, qui, ainsi que le dit M. Tardieu (2), *labia et oscula obscenis blanditiis præbent.*

(1) *Loc. cit.*, p. 49.

(2) *Étude médico-légale sur les attentats aux mœurs*, p. 130; Paris, 1859.

Les dix cas de chancres infectants extra-génitaux observés par M. Clerc se subdivisent de la sorte :

Lèvres	5
Langue	1
Pubis	2
Cuisse	1
Paupière	1

Les 26 cas observés par M. Fournier se répartissent ainsi :

Chancres de l'anus	6
— des lèvres	12
— de la langue	3
— du nez	1
— de la pituitaire	1
— de la paupière	1
— des doigts	1
— de la jambe	1

Les 4 chancres infectants extra-génitaux compris dans la statistique de M. Burlet sont ainsi divisés :

Lèvre inférieure	2
Les deux lèvres à la fois	1
Céphalique sans autre désignation.	1

Les cas de chancres infectants extra-génitaux observés par M. Nodet siégeaient :

Sur la muqueuse nasale de la narine.	1
A l'angle interne de l'œil droit	1
A la lèvre inférieure	4

Voici maintenant le détail des 12 cas que j'ai observés :

Périnée..................	2
Anus.....................	2
Fesses...................	1
Cuisses..................	1
Lèvre inférieure.........	2
Aile du nez..............	1
Langue...................	1
Base de la luette........	1
Front....................	1

Le chancre infectant de l'anus échappe bien souvent à l'observation; c'est ordinairement une lésion légère, dissimulée dans les plis radiés, elle n'attire pas dans certains cas l'attention du malade, et elle peut ne pas être vue par le médecin s'il n'apporte tous ses soins à l'examen. Le chancre buccal, et je comprends sous cette désignation les chancres des lèvres, de la langue, des gencives, de la luette (1), est le plus souvent, chez les adultes des deux sexes, le résultat de la contagion des accidents secondaires buccaux. Il peut arriver aussi qu'il ait une origine encore moins avouable, origine que j'ai suffisamment expliquée par la périphrase latine empruntée au livre de M. Tardieu, mais ce dernier mode de contagion me paraît être surtout l'apanage des prostituées. Le chancre infectant buccal résulte bien souvent de la contagion médiate. M. Rollet, dans son excellent traité, a rapporté plusieurs cas de cette transmission de la syphilis bouche à bouche par l'entremise d'un tube à souffler les bouteilles chez les ouvriers verriers du département de la Loire. La Société de médecine de Lyon a dû même se préoccuper des moyens prophylactiques qu'on pourrait opposer à cette contagion (2). M. Rollet cite aussi l'observation d'une dame qui avait coutume de porter

(1) Je ne dois pas oublier le chancre de l'amygdale, sur lequel M. Diday a publié un fort intéressant mémoire (*Comptes rendus de la Soc. des sc. méd. de Lyon*, t. Ier).

(2) *Gazette médicale de Lyon*, 1er et 16 novembre 1862.

à sa bouche la cuiller de sa cuisinière, atteinte d'accidents secondaires buccaux, et qui contracta ainsi la vérole. Que d'exemples de contagions de ce genre au moyen des pipes et aussi des verres à boire, des cuillers et des fourchettes, dans les ménages pauvres où ces ustensiles servent successivement aux usages de chacun, sans avoir été lavés.

Les chancres du nez et de la pituitaire sont fort rares. M. Fournier a observé un cas de chacun d'eux, et M. Mac-Carthy (1) un chancre de la narine. Je n'ai vu à Saint-Lazare qu'un seul chancre de l'aile du nez. Ceux de la face s'observent plus fréquemment peut-être; j'en ai vu un sur le front, et je viens de citer une observation d'un chancre infectant situé dans le sillon naso-labial. M. Fournier en a observé un semblable. M. Melchior Robert a noté un exemple de chancre du front. M. Ricord (2) cite dans ses *Lettres* le cas d'un élève en médecine atteint « d'un chancre induré des mieux caractérisés, siégeant sur la joue gauche et caché dans une touffe de favoris très-épais. » On trouve dans la thèse de M. Ladoire-Yver (3) une observation analogue. Enfin divers auteurs ont cité des exemples de chancres des paupières, et entre autres M. Ricord (4), M. Melchior Robert (5), M. Desmarres (6).

D'après tout ce que je viens de dire, on voit que le chancre infectant de la tête se rencontre assez souvent, et cette fréquence relative fait d'autant mieux ressortir l'extrême rareté du chancre simple siégeant dans cette région qu'on lui a cru longtemps réfractaire. Aujourd'hui les faits sont venus renverser complétement cette théorie. On trouve dans un mémoire de MM. Boys de Loury et

(1) Thèse de Paris, 1844, p. 13.
(2) *Lettres sur la syphilis*, p. 48.
(3) Thèse de Paris, 1854, p. 16.
(4) *Lettres sur la syphilis*, p. 47.
(5) *Loc. cit.*
(6) *Traité théorique et pratique des maladies des yeux*, t. I, p. 621.

Costilhes (1) l'observation d'un chancre simple inoculé par la malade elle-même au grand angle de l'œil et à l'oreille. En 1857, M. Rollet prit du pus d'un chancre simple du fourreau de la verge d'un malade et l'inocula avec succès, sur un malade non syphilitique, derrière l'apophyse mastoïde. En 1858, M. Nadau des Islets (2), ancien interne de l'hôpital du Midi, et M. Buzenet (3), dans leurs thèses inaugurales, M. de Huebbenet (4), professeur à Kief, dans un mémoire publié par *l'Union médicale*, rapportent tous trois qu'ils ont pratiqué un grand nombre de ces inoculations qui ont parfaitement réussi.

Je ne puis m'étendre davantage sur ce sujet qui ne rentre pas dans le cadre que je me suis tracé, je dois me borner à établir ce point important, c'est que la région céphalique n'est pas plus réfractaire au chancre simple qu'au chancre infectant qu'on y rencontre plus souvent.

Dans les statistiques que j'ai citées et qui ont été dressées dans des services d'hommes ou de filles publiques, les chancres infectants du sein, qui affectent spécialement les nourrices, n'ont nécessairement pas pu trouver leur place. Je dois dire cependant quelques mots de ce siége spécial du chancre infectant. M. Rollet, à qui la science est redevable de consciencieuses recherches sur ce sujet, cite dans son traité et dans un mémoire antérieur (5) neuf observations originales de nourrices infectées par leurs nourrissons, et treize autres empruntées à différents auteurs. Il résulte de ces observations que si la nourrice est affectée, si elle présente par exemple des papules muqueuses du mamelon, l'enfant sain qu'elle allaite contractera la

(1) *Recherches cliniques faites à l'hôpital Saint-Lazare* (*Gaz. méd.*, 1845).

(2) *De l'Inoculation du chancre mou à la région céphalique*; thèse de Paris, 1858.

(3) *Études sur le chancre céphalique*; thèse de Paris, 1858.

(4) *Union médicale*, 1858.

(5) *Gazette hebdomadaire de médecine et de chirurgie*, 1861.

vérole par la *bouche*, et c'est dans cette région que naîtra l'accident initial, le chancre infectant. Si au contraire l'enfant est atteint d'accidents secondaires buccaux et que la nourrice soit saine, cette dernière sera infectée, et l'infection débutera chez elle par un chancre infectant du mamelon.

Les chancres infectants des doigts s'observent surtout chez les accoucheurs, les chirurgiens, les sages-femmes. Tout le monde médical connaît, sans que j'aie besoin de les nommer, plusieurs praticiens de Paris qui ont été infectés de cette manière.

2° *Fréquence relative du chancre infectant.*

M. Fournier, dans une des notes des *Leçons sur le chancre* de M. Ricord, dit qu'il a observé, pendant un trimestre à la consultation de l'hôpital du Midi, 341 chancres qui se divisent en

Chancres infectants.	126
— simples...	215

« Ce dernier chiffre 215, ajoute M. Fournier, est bien au-dessous de la proportion véritable. Il faudrait l'augmenter en effet 1° d'un très-grand nombre de chancres simples qui, cicatrisés plus ou moins rapidement et n'entraînant à leur suite aucun accident constitutionnel, n'amènent point les malades à nos consultations; 2° d'un nombre au moins égal de balano-posthites dans lesquelles la tuméfaction du prépuce et le phimosis inflammatoire empêchent de reconnaître l'existence simultanée d'un chancre simple. En sorte que sur trois chancres donnés, deux au minimum appartiendraient à la variété simple ou molle, un seul à la variété infectieuse. »

Mon excellent ami, le Dr Belhomme, a fait le relevé exact de tous les chancres qu'il a observés pendant les dix premiers mois de l'année 1861, dans le service auquel il était attaché en qualité d'interne à l'hôpital du Midi. Ce relevé a donné un résultat complétement opposé à celui de M. Fournier (1).

Sur 374 malades atteints de chancres, entrés pendant cette période de dix mois dans le service de M. Cullerier, M. Belhomme en a trouvé :

Atteints de chancres infectants.	230
— — simples...	123
Cas douteux................	21

La statistique de l'Antiquaille, que nous a communiquée M. Burlet, donne sur 131 cas de chancres :

Chancres infectants......	54
— simples.........	77

Dans le relevé de M. Nodet, on trouve :

Chancres infectants......	65
— simples.........	71

D'après le relevé que j'ai fait à Saint-Lazare, j'ai constaté sur 150 cas de chancres, pendant le cours de 1861, dans le service de M. Clerc :

Chancres infectants......	45
— simples.........	105

Il est bien difficile de prendre une moyenne entre deux résultats aussi disparates, portant surtout sur des nombres si différents. Les chiffres qui me sont personnels paraîtraient confirmer ceux qu'a

(1) Il est essentiel que ces statistiques portent sur un certain nombre d'années pour qu'elles acquièrent une valeur réelle; celles que je cite ne remplissent malheureusement pas cette indispensable condition.

énoncés M. Fournier; mais je crois que ma statistique doit être interprétée. Le plus grand nombre des femmes sur lesquelles elle porte sont des filles publiques ayant eu déjà la syphilis constitutionnelle, et, ai-je dit, par cela même exemptes du chancre infectant. Ce fait peut autoriser à croire que le nombre relatif des chancres infectants est moindre à Saint-Lazare que partout ailleurs, et que le relevé de M. Fournier ne doit pas être accepté comme définitif.

Au reste, les statistiques différeront toujours et dépendront de la catégorie sociale sur laquelle elles portent. Il est évident que les gens des basses classes du peuple, qui fréquentent les maisons de tolérance des barrières, maisons peuplées de vieilles prostituées qui ont depuis longtemps subi l'épreuve de la syphilis et n'ont plus que de lointaines récidives d'accidents, non contagieux pour la plupart, il est évident que ces gens sont peu exposés à l'infection syphilitique, et qu'ils seront plutôt atteints de blennorrhagie et de chancre simple, pour lesquels il n'y a ni prescription ni immunité; et c'est parmi ces gens-là que se recrute surtout le personnel de l'hôpital du Midi. Dans les classes élevées, au contraire, on recherche surtout les femmes galantes qui se livrent à la prostitution clandestine. Or ces femmes, jeunes pour le plus grand nombre, et qui échappent aux visites réglementaires, sont fréquemment atteintes soit de chancres infectants, soit d'accidents secondaires contagieux. Il résulterait de cela ce fait, qui peut au premier abord paraître paradoxal, c'est qu'on est d'autant plus exposé à la contagion *syphilitique* qu'on paye plus cher le droit de la braver.

Je suis convaincu que des statistiques dressées d'une part dans un hôpital de vénériens, et de l'autre dans la clientèle civile, et portant toutes deux *sur un grand nombre d'années,* donneraient, au sujet de la fréquence relative du chancre infectant et du chancre simple, des résultats très-dissemblables. On ne pourra conclure qu'en prenant la moyenne entre ces résultats.

5° Nature histologique de l'induration.

Quelle est la nature anatomo-pathologique de l'induration?

M. Ricord pense qu'elle est contituée par un épanchement de lymphe plastique dans les capillaires lymphatiques. Ce serait, selon l'expression du chef de l'école du Midi, une lymphite en nappe. Pour MM. Marchal (de Calvi) et Robin (1), Lebert et le médecin anglais M. Acton, l'induration appartiendrait au tissu fibro-plastique et siégerait dans l'épaisseur du derme.

On trouve dans les *Leçons sur le chancre* de M. Ricord une note plus récente de M. le professeur Robin, sur l'anatomie pathologique de l'induration qui serait composée :

1° D'une trame de fibres de tissu cellulaire dans laquelle se trouvent quelquefois des fibres élastiques cutanées;

2° D'une assez grande quantité de matière amorphe interposée à ces fibres, matière d'autant plus abondante que l'induration est plus transparente;

3° De noyaux libres fibro-plastiques, formant une partie considérable de la masse et toujours accompagnés d'une portion au moins égale de cytoblastions.

4° On y voit aussi une certaine quantité de *corps fusiformes fibro-plastiques* (2).

M. Virchow professe que l'induration a une nature entièrement semblable à celle des tumeurs gommeuses (3); elle présente, comme celles-ci, une prolifération du tissu conjonctif avec épaississement et une destruction des éléments convertis en fines granulations graisseuses.

---

(1) Mémoire présenté à l'Académie des sciences, 2 novembre 1846.

(2) *Lettres sur le chancre*, p. 87.

(3) *La Syphilis constitutionnelle*, par R. Virchow, traduction de P. Picard; Paris, 1860.

M. Michaëlis a émis une théorie singulière, dont voici, d'après M. Paul Picard (1), le résumé succinct : « Quand le foyer est occupé par un virus infectant, l'irritation restant régulière et durant longtemps, le virus provoque une réaction chimique sur le plasma, et des dépôts hyalins et opaques se déposent dans le jeune tissu conjonctif par petites masses et comme de petits points. C'est cette distribution particulière de l'exsudat qui caractérise le chancre induré. Or M. Michaëlis dit avoir démontré dans des travaux antérieurs (2) que toute exsudation coagulée ne se résorbe que grâce à la formation d'une capsule. Dans le chancre induré, les exsudations sont séparées les unes des autres; chacune des exsudations forme une capsule spéciale. Entre ces capsules, le tissu conjonctif se feutre, se durcit, et la somme de ces capsules forme le chancre induré. De plus, chaque fois qu'il se forme une capsule, c'est qu'il y a résorption, et par conséquent infection.

Jamais les observateurs que j'ai consultés n'ont vu se dérouler cette série de transformations; ils ne savent ce que M. Michaëlis entend par la « réaction chimique provoquée par le virus sur le plasma, » et ils regardent comme purement imaginaire cette théorie des capsules.

M. Ordoñez, ancien préparateur du cours particulier de M. Robin, et l'un de nos micrographes les plus distingués, a bien voulu me remettre une note sur l'histologie de l'induration. Il a préparé et conservé un certain nombre de pièces qu'il a eu l'obligeance de me faire examiner avec lui; elles sont d'une netteté remarquable et mettent hors de doute les conclusions de sa note, dont voici intégralement le texte :

---

(1) *Gazette hebdomadaire*, 1862, p. 311.

(2) *Die Resorption fester exsudate auf dem Wage der fettenetamorphose prager Vierteljahrschrift*, 1853, t. III, et *Monatshefte der K. K. Geseelschaft der Aerzte*, 1856, t. VII.

« Le chancre induré du prépuce (1), étudié au point de vue histologique, présente les particularités suivantes :

« 1° La couche épidermique de la peau se trouve augmentée d'épaisseur par rapport à l'état normal. Cette augmentation est facile à constater non-seulement par la mensuration, mais aussi parce que les cellules les plus superficielles ont toutes conservé leurs noyaux.

« 2° Les digitations interpapillaires du corps muqueux de la peau sont plus volumineuses que celles de la peau saine, et cette disposition est plus frappante, à cause de l'épaisseur anormale du corps muqueux. Les cellules épithéliales de ces digitations sont très-serrées ensemble et infiltrées par un liquide très-transparent, coagulable par l'action de l'alcool.

« 3° Au niveau de la couche papillaire du derme, il est facile de constater l'existence de petits foyers hémorrhagiques, occasionnés sans doute par la rupture des petites anses capillaires qui se distribuent dans les papilles du derme. L'hématosine du sang, mêlée à quelques globules sanguins à différents degrés d'altération, se trouve par plaques, toujours au niveau de la couche papillaire du derme, entre celle-ci et le corps muqueux. J'ai rencontré cette disposition dans trois cas de chancre induré du prépuce.

« 4° A partir de la couche papillaire du derme jusqu'à sa partie la plus profonde, il est facile de constater la présence d'une très-grande quantité de lymphe plastique infiltrant les mailles de son tissu. Même sans avoir recours aux réactifs, rien qu'en faisant des coupes minces du chancre, on voit sourdre, par la pression et par l'action de l'instrument combinées ensemble, une grande quantité d'un liquide très-transparent, légèrement visqueux, se coagulant

(1) On comprend que les recherches de M. Ordoñez aient porté surtout sur le chancre infectant siégeant aux limites du prépuce, à cause de la facilité de l'enlever sans produire de difformité.

lentement au contact de l'air. Ce liquide, examiné au microscope à l'aide des réactifs, n'est autre chose que de la lymphe plastique. En outre, dans la trame du derme se trouve une grande quantité d'éléments embryoplastiques, c'est-à-dire des éléments embryonnaires ou transitoires du tissu fibrillaire ou conjonctif. Ces éléments sont constitués : *A*. par des noyaux ronds ou ovalaires, quelques-uns d'entre eux, très-petits à l'état initial, mesurant 4 millièmes de millimètre de diamètre ; d'autres, plus grands, mesurant jusqu'à 7 et 9 millièmes; *B*. par de petits corps fusiformes fibro-plastiques, en voie d'évolution ordinaire; *C*. par des faisceaux de fibres de tissu conjonctif, de nouvelle formation, reconnues telles à ce que l'atrophie des noyaux n'est pas complète.

« 5° Dans l'épaisseur du derme, il est à remarquer un certain nombre de cordons fibreux à fibres complétement développées, et dont l'aspect blanc brillant tranche particulièrement sur la trame du derme, à cause de l'imbibition considérable de lymphe plastique. Cet aspect particulier est nettement accusé dans les préparations toutes fraîches du chancre induré, faites avec de l'eau distillée. Ces préparations, macérées dans l'alcool ou dans la glycérine, le présentent à un degré bien moins considérable.

« Les différentes modifications de la peau du prépuce qui viennent d'être décrites expliquent, à mon avis, d'une manière très-satisfaisante, l'induration particulière caractéristique du chancre induré.

« Mes observations portent aujourd'hui sur cinq cas de chancre infectant de la partie externe du prépuce, étudiés avec le plus grand soin, dans le but de me faire une idée aussi précise que possible des modifications locales apportées par la présence du chancre. » (Paris, 31 mars 1863.)

Les observations de M. Ordoñez complètent celles de M. Robin, dont elles sont, sur un certain nombre de points, la confirmation. Elles démontrent aussi, une fois de plus, que l'induration a son principal siége dans l'épaisseur du derme.

La fausse membrane qui recouvre presque toujours la surface du chancre infectant est composée, suivant M. Robin, qui a bien voulu se charger de son examen, de tissu conjonctif mortifié, tel qu'on le trouve dans les cas de mortification lente et récente; elle contient en outre une certaine quantité de globules de pus.

M. Lee (1) a prétendu que la sécrétion du chancre simple, examinée au microscope, présente avec celle du chancre infectant des différences notables. Il donne même deux figures représentant les caractères des globules de pus des deux espèces de chancres. Or, d'après l'inspection de ces figures, il est évident que M. Lee a commis une erreur qu'il est important de ne pas laisser s'accréditer. La première figure représente des globules de pus parfaitement reconnaissables, et l'autre, outre des globules semblables, des cellules épidermiques comme on en trouve au bord de presque toutes les préparations de M. Ordoñez. L'inexpérience de M. Lee en matière de micrographie a seule pu lui faire confondre deux éléments anatomiques aussi dissemblables que des globules de pus et des cellules épidermiques, et lui inspirer une conclusion qui doit être absolument rejetée.

État général de l'économie pendant la durée du chancre infectant.

Un phénomène très-remarquable et qui vient encore confirmer l'opinion que j'ai émise, à savoir : que le chancre infectant n'est que la première manifestation extérieure de la diathèse, c'est l'état général du sujet atteint de cette lésion. Il est rare en effet de ne pas constater chez lui une faiblesse inaccoutumée, des palpitations, de la céphalalgie, une décoloration très-marquée des téguments, et quelquefois du bruit de souffle dans les carotides; en un mot, tous les symptômes de la chloro-anémie. Ce qu'il y a de plus remarquable encore, c'est l'état du sang qui a été étudié et analysé par M. Grassi,

(1) *Loc. cit.*, p. 18.

ancien pharmacien en chef de l'Hôtel-Dieu. Cet habile expérimentateur a trouvé dans tous les cas une diminution considérable du chiffre des globules. D'après MM. Becquerel et Rodier, le chiffre normal des globules du sang devrait être représenté par 140 sur 1,000. Dans les analyses de M. Grassi, ce chiffre normal de 140 était abaissé, chez des malades atteints de chancres infectants, à 125, 124, 95, 94, 90, 76, 58, 55, et même à 48. En revanche, le chiffre de l'albumine, représenté normalement par 80, s'était élevé à 102, 104, 106, 108, 115, 123, 126, 127. La quantité relative de fibrine contenue dans le sang n'était notablement changée dans aucun cas.

L'état du sang d'individus atteints de chancres simples, examiné aussi par M. Grassi, n'a présenté aucune altération importante.

Ce qui donne plus de prix encore aux analyses de M. Grassi, c'est qu'elles ont été entreprises en dehors de toute théorie préconçue, à une époque où la distinction entre les deux chancres n'était pas encore faite.

Je demande comment il est possible de soutenir qu'une lésion qui s'accompagne de modifications organiques générales aussi importantes ait pu être regardée, à son début, comme un accident purement local !

6° Diagnostic.

J'ai déjà parlé des deux moyens qui viendront puissamment en aide au médecin dans les cas où le diagnostic d'un chancre présumé infectant offrirait des difficultés. Ces deux moyens, auxquels on devra toujours recourir, si cela est possible, sont *l'inoculation* et la *confrontation*.

La règle formulée pour la première fois par M. Clerc, que *le chancre infectant ne s'inocule pas au sujet qui le porte*, souffre fort peu d'exceptions. M. Clerc n'a inoculé le chancre infectant dans ces conditions que 2 fois sur 100. MM. Fournier, Nadau des Islets, Laroyenne, Poisson et Rollet, après des expériences nombreuses, sont arrivés à des résultats à peu près semblables. M. Melchior Robert seul a le privilége d'inoculer le chancre infectant au sujet qui en est atteint, dans la plus grande majorité des cas. Il engage ceux de ses confrères qui sont en désaccord si flagrant avec lui à recourir à de nouvelles expériences. Ne pourrait-on pas lui retourner l'invitation ? En tout cas, et jusqu'à preuve plus démonstrative du contraire, je me rallie à l'opinion de la presque unanimité des expérimentateurs, et je dois donner comme un des arguments les plus concluants en faveur du caractère syphilitique d'un chancre sur la nature duquel on aurait des doutes, sa non-inoculabilité au porteur.

M. Bassereau a le premier employé méthodiquement les confrontations; elles peuvent être dans certains cas d'un grand secours; mais elles sont environnées de causes d'erreur contre lesquelles il importe de se prémunir.

Il faut en premier lieu que la maladie soit plus facile à reconnaître sur le malade qui a infecté que sur celui qui a été infecté; c'est heureusement ce qui a lieu presque toujours, car le chancre du malade qui a infecté est plus ancien et par conséquent ses caractères sont plus nettement accusés. Il pourrait même arriver que le chancre de l'infectant ait complétement disparu au moment de la confrontation, et s'il était peu nettement induré, on n'en trouverait plus de traces.

Si le chancre dont on veut déterminer la nature provient de la contagion d'accidents secondaires, la question peut se compliquer encore, car on sait avec quelle rapidité, sous l'influence d'un traitement approprié, disparaissent, sans laisser le moindre vestige, les plaques muqueuses, la diphthérite, les ulcérations à fond grisâtre, et en général tous les symptômes de la syphilis secondaire, siégeant sur les membranes muqueuses.

Il se peut encore qu'on ait affaire à un cas de contagion médiate; que la femme ait eu, au moment du coït, la muqueuse vaginale ou vulvaire souillée de pus infectant, et qu'elle ait donné la vérole sans la prendre elle même. Ce mode particulier de contagion (1) est plus fréquent qu'on ne le suppose, et lorsqu'il se présente, il peut dérouter la sagacité de tous les observateurs.

Lorsque le chancre infectant est accompagné d'une induration franchement formulée, son diagnostic avec le chancre simple n'est pas difficile à établir; mais l'induration est quelquefois tardive, obcure, dans quelques cas même, elle n'existe pas. Je vais résumer sous forme de parallèle les caractères différentiels du chancre infectant et du chancre simple; c'est le meilleur moyen de bien les préciser; mais avant le tableau que j'ai dressé, je donnerai celui dans lequel M. Berkeley Hill (2) a résumé les opinions de M. de Baërensprung et de l'école allemande moderne. On trouvera entre ces deux tableaux bien des points de ressemblance et quelques autres points sur lesquels je n'adopte pas complétement les idées du syphiliographe de Berlin.

(3) *Chancre infectant.*	*Chancre simple.*
1° Le virus syphilitique est contenu dans la sécrétion des chancres indurés, des papules muqueuses, et probablement dans les sécrétions d'autres accidents secondaires.	1° Le principe contagieux est contenu dans le pus de la plaie et *dans celui des bubons suppurés* qui l'accompagnent souvent.
2° Le virus ne se manifeste pas immédiatement chez l'individu auquel il a été transmis par des effets appréciables; après quatre semaines d'incubation, *une papule se montre au siége inoculé, qui s'ulcère* et donne lieu à un chancre infectant.	2° Le chancre simple se transmet par l'inoculation soit accidentelle, soit artificielle, donnant lieu, dans les vingt-quatre heures, à une pustule qui est bientôt remplacée par une ulcération.

(1) Cullerier, *loc. cit.*

(2) *Foreign opinions on syphilis, collected and arranged by Berkeley Hill, m. b. Lond., demonstrator of anatomy at University college London (British med. journal,* 1862, p. 15).

(3) Parallèle de M. de Baërensprung.

3° Cette *papule* augmente en étendue et en épaisseur, faisant saillie au-dessus de la peau ; ses bords ne sont pas plus élevés que le fond, qui est excorié et donne lieu à la sécrétion d'une petite quantité de pus sanieux.

3° L'ulcération est arrondie, taillée à pic ; les bords déchiquetés ; le fond de la plaie fournit une grande quantité de pus grisâtre, sa base conserve presque toujours la même consistance que les tissus environnants.

4° Le chancre induré, comme on le nomme, n'est, à aucune période de son évolution, une affection locale, mais un produit de l'infection générale. Au commencement, il est peu douloureux, de sorte que l'inflammation est rare, aussi bien que la suppuration des ganglions lymphatiques, et le pus ne peut s'inoculer au porteur. L'engorgement des ganglions lymphatiques n'est pas circonscrit à un seul groupe, mais il rayonne bien au delà, et se manifeste non pas accidentellement, mais toujours à une période peu éloignée de la formation du chancre.

4° Le chancre simple est une affection purement locale, ne donnant pas lieu à une maladie constitutionnelle ; ses effets ne se propagent pas au delà du groupe des glandes lymphatiques du voisinage qui peuvent s'enflammer et suppurer sous l'influence de l'irritation causée par le pus chancreux. *Le pus du bubon est inoculable.* Le grand caractère du chancre simple est son irritabilité ; il est souvent accompagné d'une vive inflammation et il peut devenir serpigineux.

5° Les individus atteints une fois par le virus syphilitique sont désormais à l'abri d'une seconde infection, par conséquent ce virus ne peut s'inoculer au porteur.

5° Les individus atteints ou non de syphilis sont également susceptibles de cette contagion ; le chancre simple peut s'inoculer au porteur un nombre indéterminé de fois.

Voici maintenant le tableau dans lequel j'ai résumé, ainsi que je les comprends, les caractères différentiels des deux chancres.

Chancre infectant.

1° Incubation dont la durée moyenne peut être fixée à vingt jours, et qui sépare le moment de l'inoculation, de l'apparition du chancre.

Chancre simple.

1° Pas d'incubation.

2° Il provient de la contagion d'un chancre infectant, d'un accident secondaire à forme sécrétante, et dans quelques cas du sang d'un syphilitique à la période secondaire.	2° Il provient de la contagion d'un chancre simple ou d'un bubon suppuré *chancreux*.
3° Il est le plus souvent solitaire.	3° Il est le plus souvent multiple.
4° Il ne s'inocule pas au sujet qui le porte ni à un individu atteint de syphilis constitutionnelle.	4° Il s'inocule à l'infini au sujet qui le porte ou à tout autre individu. Le pus du bubon suppuré est inoculable lorsque seulement ce bubon est chancreux.
5° Il ne débute pas par une vésico-pustule, mais bien par une simple érosion.	5° Il débute par une vésico-pustule.
6° A la période dite d'état, le chancre infectant se présente sous la forme d'une ulcération superficielle à bords inclinés et se raccordant avec le fond ou le plus souvent de niveau avec lui. Cette ulcération est recouverte en partie par une fausse membrane qui, vue à la loupe, a tout à fait l'apparence du frai de grenouille. Les bords sont d'un rouge vif, la forme de l'ulcération est généralement régulière : elle suppure peu.	6° A la période dite d'état le chancre simple se présente sous la forme d'une ulcération assez profonde dont le fond est rempli d'une espèce de détritus organique mêlé de pus. Les bords sont taillés à pic, décollés.
7° Le chancre infectant est rarement douloureux.	7° Le chancre simple est presque toujours douloureux.
8° Le chancre infectant est accomgné 98 fois sur 100 d'une induration à la base : induration élastique, chondroïde, n'ayant aucun des caractères de l'induration inflammatoire.	8° Le chancre simple s'accompagne dans quelques cas d'induration inflammatoire, mais jamais d'induration spécifique.

9° Les ganglions lymphatiques de la pléiade voisine du chancre infectant s'indurent et donnent lieu à des adénopathies polyganglionnaires, chondroïdes, indolentes, n'ayant aucune tendance à la suppuration. Le chancre infectant donne aussi lieu quelquefois à des lymphites indurées.	9° Le chancre simple s'accompagne souvent d'adénites ou de lymphites phlegmoneuses, suppurant le plus ordinairement et fournissant dans quelques cas un pus inoculable.
10° Le chancre infectant est une lésion qui donne lieu à très-peu de réaction locale : il a une tendance à la guérison; il s'ulcère peu, se phagédénise et se gangrène très-rarement; il a une marche très-régulière.	10° Le chancre simple est une lésion locale assez grave; il a une tendance très-grande à l'ulcération; il est très-irrégulier dans sa marche; il ne tend pas à la guérison comme le chancre infectant. Le phagédénisme et la gangrène sont des complications relativement fréquentes du chancre simple.
11° Le chancre infectant est la première manifestation apparente de la diathèse syphilitique; il est donc le signe de l'infection générale de l'économie : on voit très-souvent, avant sa cicatrisation complète, apparaître les premières manifestations secondaires (roséole, angine).	11° Le chancre simple est un accident purement local; il n'a aucun rapport avec la syphilis.

On pourrait confondre le chancre infectant, à son début, avec l'herpès ; mais on se souviendra, pour éviter cette confusion, que l'herpès est toujours multiple, disposé en groupe de vésicules auxquelles succèdent des érosions superficielles ; tandis que le chancre infectant est le plus souvent solitaire. L'herpès est une lésion d'abord vésiculeuse, puis ulcéreuse, qui n'a pas grande ressemblance avec le chancre, lésion plane, relativement sèche, pseudo-membraneuse; en outre l'herpès ne s'accompagne jamais d'induration ni d'adénopathies.

La plaque muqueuse naissante pourrait être prise aussi pour un chancre infectant commençant; on pourra éviter cette erreur en examinant avec soin le malade, qui, dans le cas de plaque muqueuse, présentera quelques phénomènes concomitants, tels que roséole, angine, papules cutanées, etc. De plus la plaque muqueuse ne s'accompagne jamais d'induration et très-rarement d'adénopathie, surtout si elle est en récidive. En outre la fausse membrane caractéristique du chancre infectant ne ressemble en rien à la pellicule grisâtre qui recouvre la plaque muqueuse, et enfin le chancre infectant n'a pas comme cette dernière d'odeur spéciale.

Il est quelquefois difficile de distinguer le chancre infectant de la diphthérite syphilitique ; on peut dire cependant que la fausse membrane de la diphthérite est entourée d'une aréole d'un rouge bien moins vif que celle qui circonscrit la pellicule du chancre. Cette lésion est généralement accompagnée de symptômes secondaires d'un autre genre et elle ne présente jamais d'induration à sa base (1).

Les tumeurs gommeuses d'un petit volume, isolées et ulcérées, peuvent simuler parfaitement un chancre infectant, sauf toutefois l'adénopathie qui manque dans ce cas. Cependant les praticiens les plus expérimentés peuvent s'y tromper. Je connais le fait, souvent cité, d'une prétendue réinfection syphilitique : la lésion du prépuce qui avait été prise pour un chancre infectant n'était autre qu'une tumeur gommeuse qui disparut rapidement sous l'influence de l'iodure de potassium pris à la dose de 2 grammes par jour.

Certains chancres infectants ont pu être pris pour des tumeurs épithéliales (cancroïdes) et réciproquement. On trouvera dans la thèse de M. Blacheyre (2) une intéressante observation de tumeur épithéliale siégeant à la face dorsale de la verge et prise pour un chancre infectant. M. Heurtaux (3) rapporte le fait d'un malade

(1) Martin, *loc. cit.* (*Union médicale*, 1861).

(2) Thèse de Paris, 1855.

(3) Thèse de Paris, 1860.

atteint d'un chancre infectant de la lèvre inférieure qu'on enleva en croyant que c'était un cancroïde. M. Clerc cite dans ses cours un cas en tous points semblable, dans lequel une roséole très-confluente apparut le soir même de l'opération qui avait été pratiquée par un chirurgien de Paris, fort habile du reste. J'ai vu, dans le courant de l'année dernière, un malade atteint d'une ulcération, à base indurée, du prépuce, qui fut prise pendant fort longtemps pour un chancre infectant, puis pour une gomme. M. Clerc soupçonnant sa véritable nature en fit l'excision, et M. Robin trouva dans la petite tumeur tous les éléments histologiques de l'épithélioma.

Comme éléments de diagnostic, on aura d'abord l'adénopathie, cortége inévitable du chancre infectant, qui n'existe que rarement avec le cancroïde. On devra aussi se rappeler que l'épithélioma marche toujours avec une grande lenteur et qu'un chancre infectant, s'il persiste au delà de sa durée ordinaire, s'accompagne forcément de symptômes secondaires. Dans tous les cas, le diagnostic est difficile et doit fixer toute l'attention du médecin. On pourrait encore confondre le chancre infectant avec certaines ulcérations produites par l'arsénite de cuivre chez les ouvriers qui l'emploient. L'induration, selon M. Follin, est, dans ce cas, très-limitée et sans inflammation, mais il n'y a pas de retentissement ganglionnaire indolent ; des pustules analogues sont disséminées sur d'autres parties du corps et on peut apercevoir au centre de ces ulcérations une matière verdâtre caractéristique (1). La cautérisation inopportune de l'herpès ou de la balanite, surtout avec la potasse caustique ou le sublimé (2), donne lieu à des ulcérations indurées à leur base qui pourraient donner le change et faire croire à un chancre infectant ; on a vu des soldats employer ce moyen pour simuler des chancres.

---

(1) Follin, *Note sur l'éruption papulo-ulcéreuse qu'on observe chez les ouvriers maniant le vert de Schweinfurt* (*Arch. gén. de méd.*, décembre 1857).

(2) Fricke, de Hambourg, (thèse de Mac-Carthy ; Paris, 1844.)

En tout cas, l'absence d'adénopathie et l'examen des antécédents suffiront pour lever tous les doutes.

7° Pronostic.

En tant que lésion locale, le chancre infectant n'a pas ordinairement de conséquences graves; il se complique fort rarement de phagédénisme ou de gangrène. Il peut arriver cependant que dans certains cas, chez les sujets débilités ou sous une influence nosocomiale, la cicatrisation se fasse attendre, et que la plaie prenne un mauvais aspect. Je connais le fait d'un jeune homme, élève des hôpitaux de Paris, qui mourut d'infection purulente, à la suite d'un chancre infectant. L'ulcération s'était étendue au delà des limites ordinaires, le malade s'affaiblissait chaque jour, puis survinrent les frissons, la teinte ictérique, et il fut emporté rapidement.

Le chancre infectant est fatalement suivi, dans un délai plus ou moins rapproché, des différentes manifestations de la diathèse syphilitique qui constituent ce que M. Ricord a appelé la *vérole confirmée.* Il est bien rare que six mois s'écoulent sans qu'on voie survenir cette conséquence forcée de l'accident primitif.

Les différents accidents secondaires et tertiaires ne se succèdent qu'à certains intervalles déterminés. M. Mac-Carthy (1), M. Basse-reau, M. Sigmund (2) et M. Fournier (3), ont publié des statistiques sur cette évolution; elles présentent entre elles une remarquable concordance. J'ai pris entre les résultats de ces diverses statistiques et ceux de mes observations personnelles les moyennes que j'ai résumées dans le tableau suivant.

---

(1) Thèse inaugurale, *loc. cit.*

(2) *Wiener med. Wochenschr.*, 1856 (*Schmidt's Jahrbücher*, 1857).

(3) *Leçons sur le chancre*, p. 334.

Formes morbides.	Époque d'apparition la plus ordinaire.	Époque d'apparition la plus précoce.	Époque d'apparition la plus tardive.
—	—	—	—
Roséole.............	45e jour.	25e jour.	12e mois.
Syphilide papuleuse...	65e —	28e —	12e —
Papules muqueuses humides............	70e —	30e —	18e —
Lésions secondaires de la gorge, diphthérite.	70e —	50e —	18e —
Syphilide vésiculeuse..	90e —	55e —	6e —
Syphilide pustuleuse...	80e —	45e —	4 ans.
Rupia..............	2 ans.	7e mois.	4e —
Iritis syphilitique.....	6e mois.	60e jour.	13e mois.
Sarcocèle syphilitique..	12e —	6e mois.	34e —
Périostose...........	6e —	4e —	2 ans.
Syphilide tuberculeuse.	3 à 5 ans.	3 ans.	20 —
Syphilide ulcéreuse à forme serpigineuse..	3 à 5 —	3 —	20 —
Tumeur gommeuse....	4 à 6 —	4 —	15 —
Affections des ongles...	4 à 6 —	3 —	22 —
Exostose vraie........	4 à 6 —	2 —	20 —
Ostéite, altération des os et des cartilages.....	3 à 4 —	2 —	41 —
Perforation ou destruction du voile du palais.	3 à 4 —	2 —	20 —

Les divers accidents syphilitiques secondaires et tertiaires se succèdent à peu près toujours dans l'ordre précédent, ils suivent, ainsi que l'a remarqué M. Mac-Carthy, une progression graduellement croissante des couches superficielles aux couches les plus profondes. Il est inutile d'ajouter que le traitement mercuriel, bien administré, peut modifier leur marche, retarder et quelquefois même prévenir leur apparition.

Il y a des syphilis à forme grave et aussi des syphilis bénignes dans lesquelles les accidents sont rares et très-fugaces. Je crois que le volume considérable de l'induration et sa persistance au delà du terme ordinaire sont les symptômes d'une vérole qui durera longtemps et dont les accidents seront à la fois nombreux et persistants.

Les auteurs ont cité quelques exemples, fort rares à la vérité, de véroles dites galopantes dans lesquelles les accidents se succèdent avec une rapidité et une intensité qui rappellent les descriptions des auteurs qui ont assisté à la grande épidemie du XVe siècle. Je n'ai jamais eu pour ma part l'occasion d'observer de faits de ce genre et je ne crois pas que dans ces cas l'accident primitif soit en rien modifié.

Un individu qui a contracté une première fois un chancre infectant, et par conséquent la syphilis constitutionnelle, peut-il être réinfecté? M. Diday (1) a publié à ce sujet, l'année dernière, dans les *Archives de médecine*, un mémoire dans lequel il cite les observations de 30 individus guéris d'une première vérole, qui en ont contracté un seconde après leur guérison. Cela n'a rien de surprenant; c'est un point de ressemblance de plus entre la syphilis et les autres maladies virulentes, ressemblance consolante, car elle est la preuve irréfutable que la syphilis peut se guérir.

Au reste ces réinfections seront toujours relativement *fort rares*, et l'individu qui a déjà été diathésé jouit d'une immunité presque complète.

8° Traitement du chancre infectant.

Ce dernier paragraphe est presque inutile après ce que j'ai dit déjà que *le chancre dit infectant n'est que la première manifestation de la diathèse syphilitique*. Or quelle est la conséquence forcée qu'entraîne cette proposition? c'est l'inutilité absolue de ce traitement abortif dont M. Ricord a fait un éloge si pompeux. Je ne

(1) *Arch. gén. de méd.*, numéros de juillet et août 1862.

discuterai pas une seconde fois les raisons que le chef de l'école du Midi a fait valoir en faveur de son opinion; mais, m'appuyant sur ce que je crois avoir suffisamment démontré, je ne puis que proscrire la cautérisation immédiate du chancre infectant. Ce mode de traitement est, selon moi, sinon nuisible, du moins sans raison d'être; ne pouvant empêcher le développement et l'évolution de la diathèse, il est un obstacle à la marche naturelle de l'ulcération chancreuse, dont l'un des principaux caractères est de tendre à la guérison. Il a encore l'inconvénient de masquer pour ainsi dire la lésion et de compliquer quelquefois les difficultés du diagnostic (1).

A mon avis, on doit se borner à des soins de propreté pour le chancre infectant au début; lorsqu'il est arrivé à la période d'état, on peut déposer à sa surface un pansement légèrement excitant (vin aromatique, onguent digestif simple) et le toucher légèrement, s'il y a lieu, avec le crayon de nitrate d'argent.

Quant au traitement général, il doit être donné de bonne heure sous la forme qui convient le mieux au malade, ou, pour mieux dire, sous la forme qu'il supporte le plus aisément; en agissant de la sorte, on diminue de beaucoup la violence des premiers accidents secondaires. Chez tous les malades, ou du moins chez le plus grand nombre de ceux que j'ai pu observer, alors qu'ils étaient arrivés à la période secondaire, sans traitement préalable, j'ai vu l'induration persister longtemps après la cicatrisation du chancre, et les symptômes divers (papules, angine, diphthérite) avoir une intensité plus grande; chez les malades soumis au contraire dès le début au traitement mercuriel, ces diverses manifestations de la diathèse sont plus discrètes.

---

(1) A la période d'état, la guérison rapide du chancre a une véritable importance au point de vue de la transmission de la syphilis; car cette lésion, étant presque toujours légère, n'empêche pas les rapprochements sexuels, et, comme je l'ai dit, elle est éminemment contagieuse.

Dans certains cas où l'induration persiste pendant longtemps et devient pour le malade un objet de gêne, on peut l'exciser, à la condition toutefois qu'elle se trouve dans une région parfaitement indépendante (prépuce, petites lèvres), et à la condition aussi que cette petite opération n'entraîne pas à sa suite de difformité trop apparente.

www.ingramcontent.com/pod-product-compliance
Ingram Content Group UK Ltd.
Pitfield, Milton Keynes, MK11 3LW, UK
UKHW020204200726
13856UKWH00003B/1185